노수연 교수의 재활을 위한 필라테스 Ⅱ
– 링, 볼

노수연 교수의 재활을 위한 필라테스 Ⅱ
링·볼

초판 1쇄 발행 2015년 8월 31일

지 은 이 노수연·이양출·육조영·홍준희
펴 낸 이 최종숙
펴 낸 곳 글누림출판사

편집기획 이태곤
디 자 인 안혜진
편   집 이홍주 권분옥 이소희 문선희 오정대 박지인
마 케 팅 박태훈 안현진

주   소 서울시 서초구 동광로 46길 6-6(반포4동 577-25) 문창빌딩 2층(06589)
전   화 02-3409-2055(대표), 2058(영업), 2060(편집)
팩   스 02-3409-2059
전자메일 nurim3888@hanmail.net
홈페이지 www.geulnurim.com
등록번호 제303-2005-000038호(2005. 10. 5)

정가 16,000원
ISBN 978-89-6327-295-5 14690
      978-89-6327-293-1 (전2권)

Pilates for Rehabilitation

노수연 교수의 재활을 위한

필라테스 II

노수연 · 이양출 · 육조영 · 홍준희 지음

링 · 볼

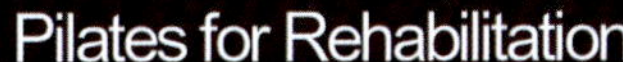

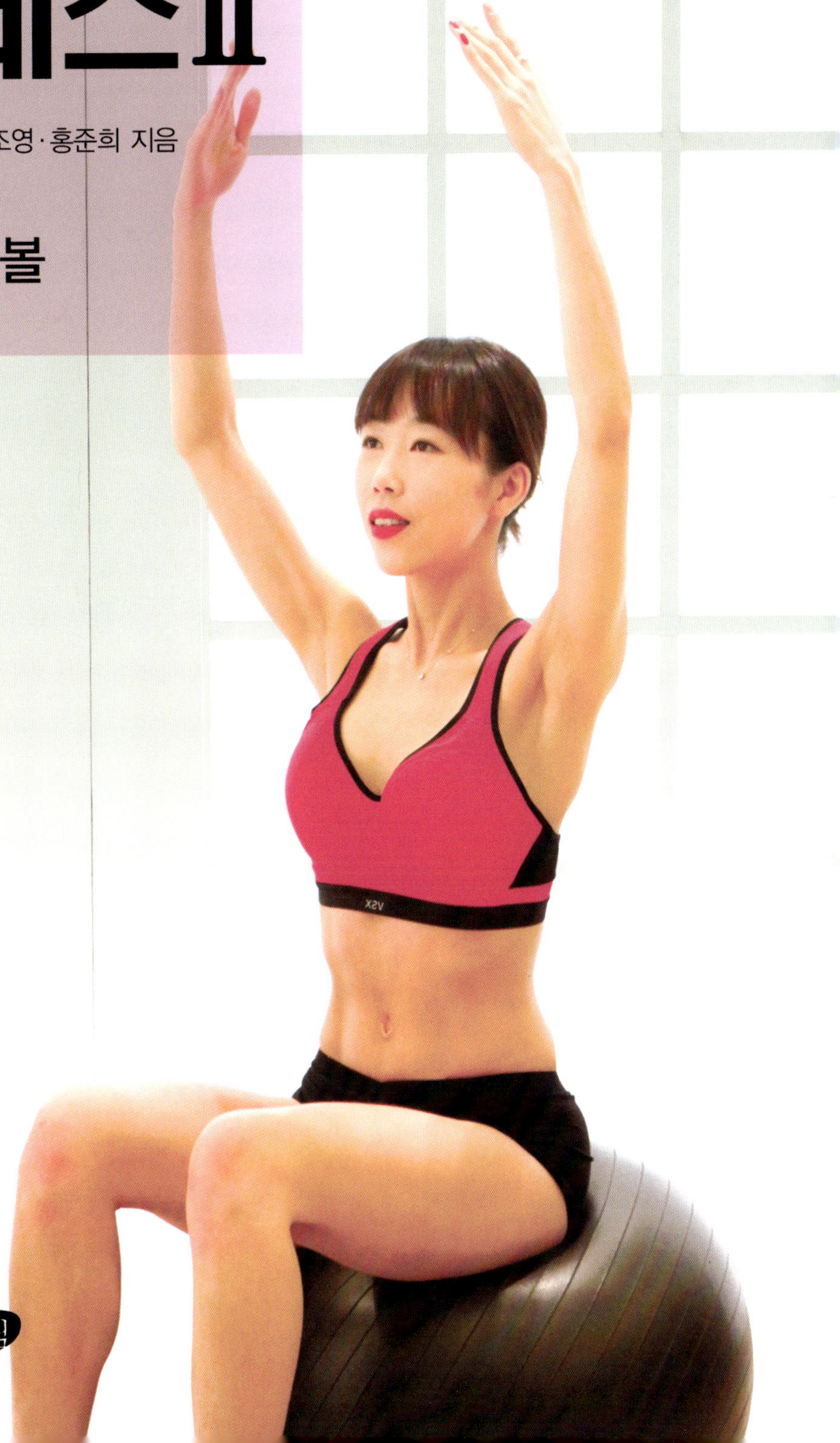

글누림

프롤로그

평소 매너와 건강을 중시했던 부모님의 권유로 일곱 살 때부터 무용과 스포츠를 즐겨왔다. 어렸을 때부터 신체에 대한 재능이 있어서 대학을 거쳐 세종대학교 일반대학원에서 무용을 전공하게 되었다. 대학원과정 중에 연극계의 유명하신 밀양 연극촌의 대표인 이윤택 단장님(현 동국대학교 연극학과 교수)과의 만남이 인생의 커다란 변곡점이 되었다.

일반인도 건강을 위해 운동이 필요하지만 예술인들과 체육인들에게는 무엇보다도 재활운동이 필수적이라는 사실을 절감하게 되었다. 신체가 도구인 운동선수에게 재활운동은 부상을 예방할 수 있고 운동기술을 향상시킬 수 있게 해준다. 무용수나 연극인같은 예술인들에게는 부상 예방만이 아니라 신체의 움직임을 원활하게 하여 자연스럽게 표현력 향상에도 도움을 준다.

재활운동에 대한 관심이 커져 박사 졸업과 동시에 영국으로 유학을 떠나게 되었다. 내가 영국을 유학 장소로 선택한 이유는 그곳에 발레교수법으로 유명한 영국왕실발레학교가 있었기 때문이다. 유학 도중에 나는 재활요법의 하나인 필라테스를 운명과도 같이 만났다.

필라테스는 빠른 시간 안에 신체를 바른 자세로 잡아주어 몸의 균형을 잡아주는 코어증진 프로그램이다. 이미 유럽을 포함한 미국 등에서는 운동재활로 널리 알려져 대중적인 요법로 통용되고 있었다.

　나는 이렇게 필라테스와 만난 뒤, 영국유학을 성공적으로 마치고 나서, 2004년 사단법인 대한필라테스연맹을 설립했다. 2005년부터 2010년까지 서강대학교 겸임교수로 재직하면서 필라테스를 보급하기 위해 책을 쓰고 논문을 계속 발표해왔다. 이후 차병원의 통증전문의 안강 박사, 정형외과 전문의 유승모 원장과 만나면서 필라테스를 더 깊이있는 재활운동으로 개발하기에 이르렀다. 그 뒤 나는 병원에서 환자들도 할 수 있는 재활필라테스 프로그램 보급에도 노력해왔고, 현재 가천대학교 운동재활복지학과 교수로 재직하면서 후학 양성으로 필라테스 대중화에 매진하고 있다.

– 노수연

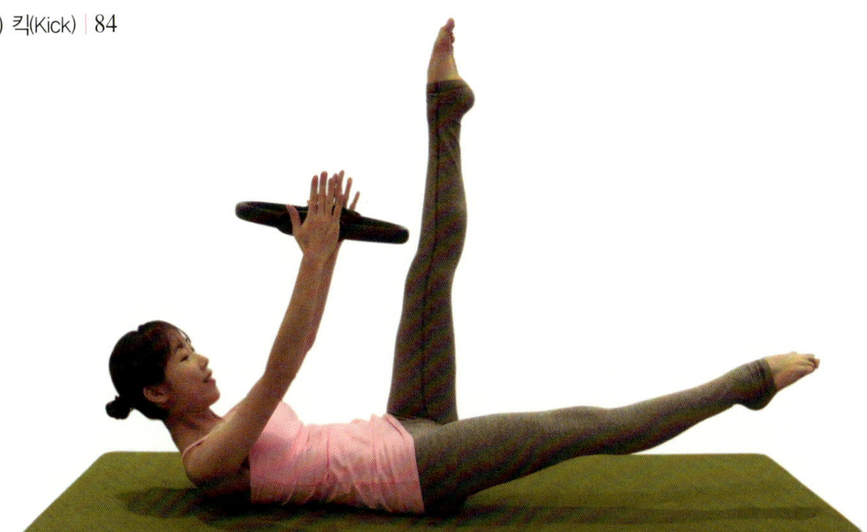

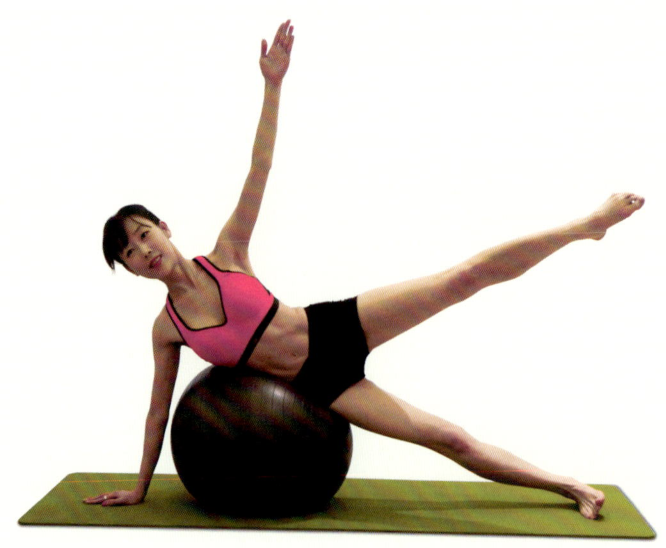

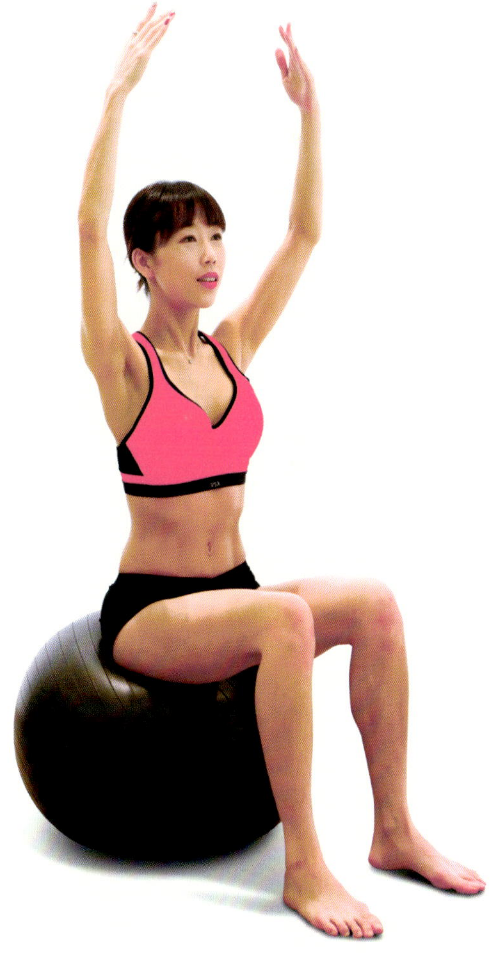

Pilates for Rehabilitation

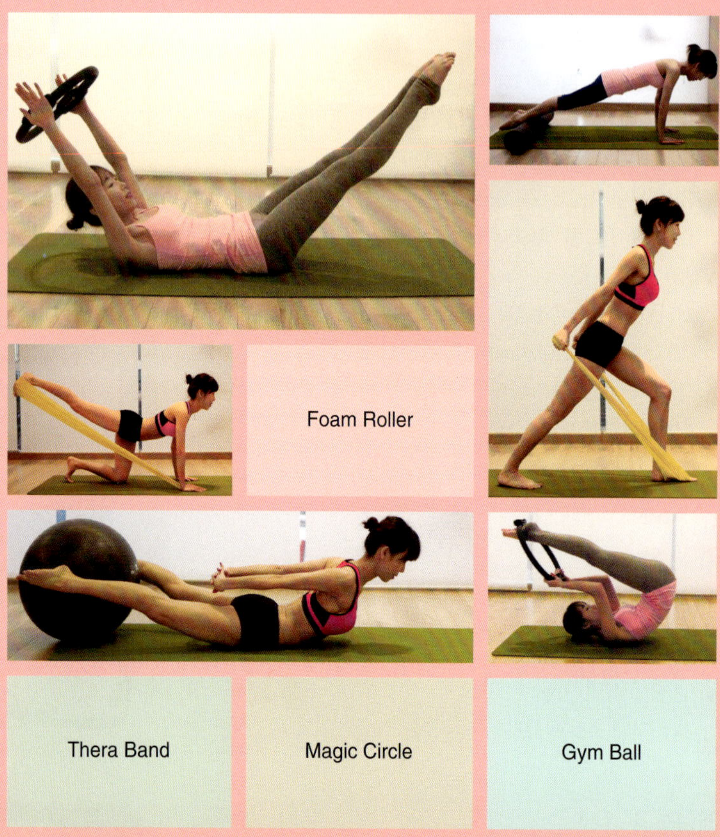

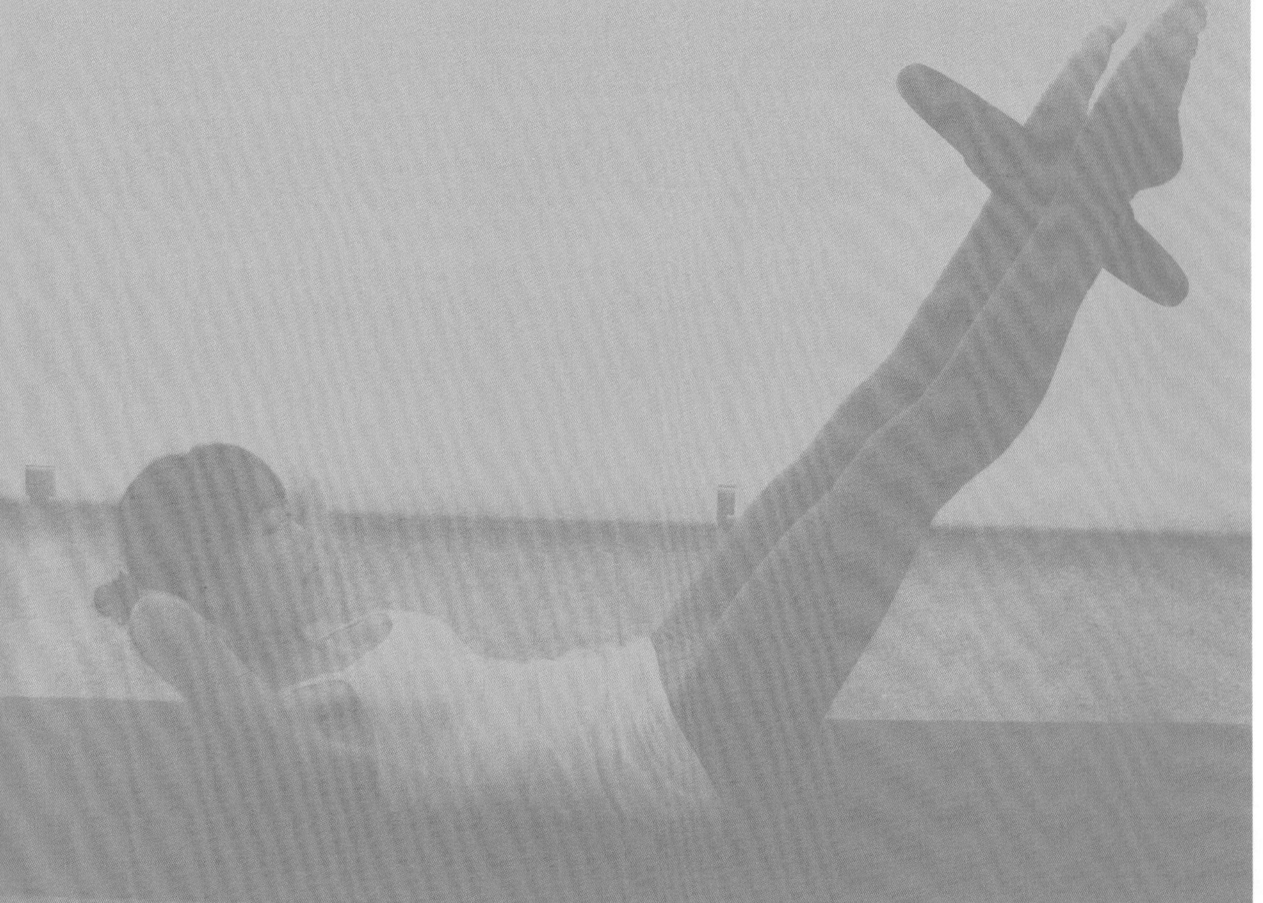

필라테스 이론

필라테스란

　21세기 웰빙시대에 살아가는 현대인들에게 필라테스라는 운동이야말로 건강유지 및 증진에 필수적인 운동법이라고 단언할 수 있다. 운동재활로서 필라테스는 근골격계의 질환을 예방하고 건강증진을 돕는 운동법이다. 필라테스는 조셉 후버터스 필라테스에 의해서 개발된 운동요법으로 근육을 유연하게 함과 동시에 강화시켜 신체 전반의 밸런스를 맞추어줌으로써 건강향상에 실질적인 도움을 준다.

　필라테스 동작들은 매트와 함께 특별히 고안된 기구를 통해서 실현된다. 2010년 미국 피트니스건강협회(IDEA Health & Fitness Inc.)에 따르면, 필라테스 참여인구는 2000년도 기준으로 1백 9십만에서 8백 6십만으로 4.5배 가량 폭발적으로 증가했다고 한다. 현재 미국에서는 천만 명 이상이 필라테스를 수행하고 있고 매년 필라테스 인구는 늘어가는 추세이다. 이와 함께 필라테스센터나 스튜디오, 피트니스센터에서도 필라테스 프로그램을 시행하는 경우가 지속적으로 증가하는 추세에 있다.

　2010년 미국에서는 필라테스가 탑트렌드 스포츠 산업으로 선정될 만큼 인기가 매우 높다. 현재 우리나라에도 도입되어 단순한 운동 프로그램이 아닌 재활과 건강예방 프로그램으로 대중적인 인기를 누리고 있는 실정이다.

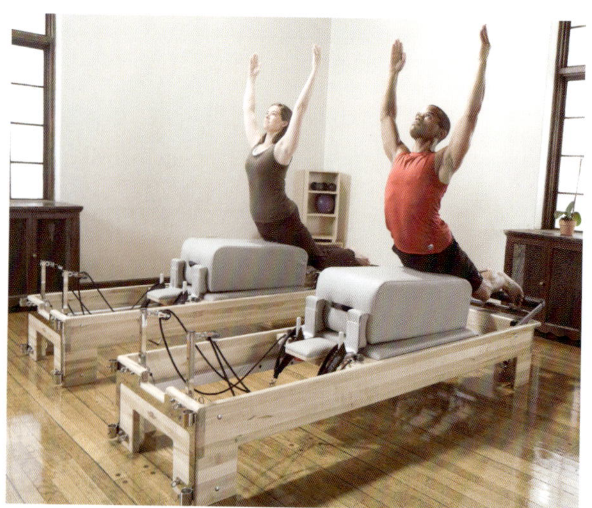

재활운동, 왜 필라테스인가?

　필라테스 동작들은 비교적 안전하고 충격이 적어 10세부터 100세에 이르기까지 무리없이 할 수 있는 신체 움직임으로 구성되어 있다. 필라테스는 깊은 호흡을 통해 신체의 바깥근육뿐만 아니라 신체 안쪽의 내부 근육을 일깨워 신체의 균형을 이루게 해준다. 재활운동으로서 필라테스는 상해를 입은 사람에서부터 몸매가 훌륭한 사람에 이르기까지 건강과 정신적 안정을 지속하기 위한 목적으로 이루어진다. 필라테스는 이제 피트니스센터, 필라테스 전문센터를 비롯하여, 재활클리닉, 병원 등으로 점차 그 영역을 확대해 나가고 있다.

　200년의 역사를 가진 필라테스는 의학의 메카인 독일에서 시작되었다. 안전하면서도 체계적인 방식의 메소드가 개발되어 신체의 깊고 작은 근육들을 사용하도록 만든다. 어릴적 여러 질병을 앓았던 필라테스가 자신의 몸을 개선시키기 위해 만든 운동이기 때문에 재활요법으로서는 철저하게 검증된 경험의 산물이라고 할 수 있다. 이 재활요법은 창안자 자신의 몸으로 그 효과를 입증했다고 해도 과언이 아니다.

　필라테스는 정신과 몸을 통합하여 균형을 이루는 전신운동이다. 그렇기 때문에 현대의 심신운동에 대한 필요성과 수요를 충족시켜줄 뿐만 아니라 모든 운동의 시작과 준비 단계에서 바른 정렬 상태로 출발하기 때문에 현대인들의 무너진 신체 밸런스를 바르게 잡아준다. 바른 자세 운동의 핵심을 포함하고 있는 매우 훌륭한 운동이 바로 필라테스인 셈이다.

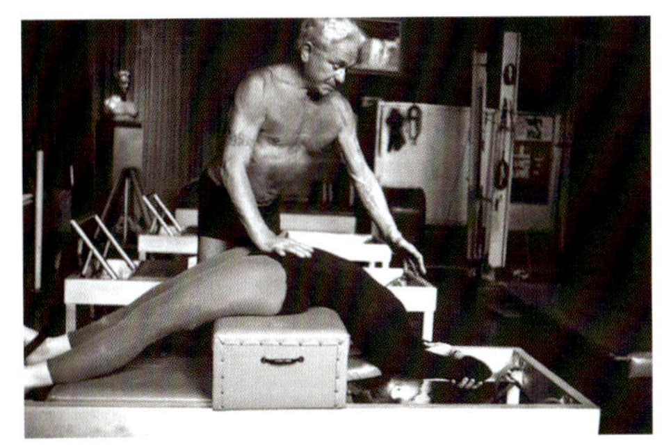

운동 창시자 필라테스의 생애

1. 조셉의 어린 시절

조셉 후버터스 필라테스(Joseph Hubertus Pilates)는 1883년 12월 9일 독일 몬첸글라드바하(Monchengladbach)에서 태어났다. 체조선수인 아버지와 자연치유주의자인 어머니 밑에서 자란 조셉은 이미 성장 환경에서 부모로부터 건강치유방식에 대해 많은 영향을 받았다. 더군다나 어린 시절의 그는 류마티스열, 천식 그리고 구루병을 앓았기 때문에 자신의 건강을 치유하기 위해 수많은 운동을 해왔고 그 과정에서 다양한 운동방법을 개발했다. 그는 요가와 선 명상을 탐구하는 한편, 권투, 펜싱, 레슬링, 스키, 다이빙, 보디빌딩, 체조 등을 접하여 다양하고도 풍부한 건강지식과 운동요법을 연구하기도 했다. 당시 독일은 20세기 전환기였기 때문에 행동과학, 무용 그리고 심리학 분야를 걸쳐 건강과 재활에 대한 탐구가 활발히 진행되고 있었다.

2. 제1차 세계대전과 조셉 필라테스

조셉이 성인이 되자 영국으로 건너간 이유에 관해서는 두 가지 설이 있다. 권투선수로서 초청을 받아 건너갔다는 설과, 서커스단 활동을 위해 영국으로 건너갔다는 설이다. 여기에 대한 가설은 아직까지도 확인되지 않았으나 평소 권투를 좋아했던 그의 성향과 당시 권투로 초청받았던 것으로 짐작되는 의견을 종합해 보아 첫 번째 가설의 신빙성이 높다. 조셉이 영국으로 건너간 때는 시기적으로도 매우 중요한 때였다고 할 수 있다. 제1차 세계대전이 발발했을 때, 조셉은 한 권투선수와 함께 영국 여행 중이었다가 전쟁의 포로가 되었다.

세계대전 발발 4년 뒤 유럽 전역에 유행병이 퍼졌지만, 그가 체류했던 포로수용소만큼은 질병으로 인한 사망이 없었다고 전한다. 당시 서양의학의 수준은 초기 단계

였고 환자들에게 제공해줄 수 있었던 것은 수술과 진통제밖에는 달리 없던 시기였다. 하지만 근육위축, 심폐기능저하 그리고 면역체계 약화를 겪는 환자들에게 회복을 더 빨리 할 수 있도록 도와준 조셉의 운동요법은 재활의학사에서도 매우 획기적인 발전을 이룬 사건이었다고 볼 수 있다.

3. 미국으로 떠나는 길에 만난 사랑

전쟁이 끝나고 다시 독일로 돌아온 조셉은 독일의 경찰대원 훈련을 지도해달라는 요청을 받았으나, 정치권에 관여하기를 원치 않았던 그의 성향 때문에 미국으로 건너가기로 결심했다. 미국으로 떠나는 배 안에서 그는 평생의 연인인 클라라를 만났다.

클라라는 일생동안 그가 필라테스를 미국에 전파하는 최고의 조력자이기도 했다. 사실 조셉은 이미 결혼에 두 번이나 실패했고 클라라는 세 번째 여인이었다. 클라라는 마치 간호사로 일하듯이 언제나 흰색 유니폼을 입고 강인한 조셉의 성격을 중재하는 따뜻한 중개자 역할도 마다하지 않았다.

4. 운동의 개혁, 필라테스

1926년 조셉은 미국 뉴욕 브로드웨이 8번가에 스튜디오를 설립했다. 당시 미국의 뉴욕 브로드웨이는 무용수, 유명 연예인 그리고 유명 운동선수들의 본거지였기 때문에, 조셉은 이들과의 교류가 매우 활발했다. 그런 연유로 필라테스는 일반인보다는 이들에게 먼저 전파되었다. 특히, 무용수들과 작업하면서 관련된 동작들을 개발하고 항상 거리의 많은 사람들을 연구하며, 건강한 자세와 재활치료를 탐구하였다. 특히 당대 최고의 무용마스터였던 조지 발란신, 마사 그레이엄, 루스 데니스, 테드 숀은 자신들의 제자가 무용을 하다가 부상을 입으면 조셉에게 보내 재활하도록 했다는 이야기가 전하고 있다. 당시 그의 스튜디오에 왔던 무용수들 중 그의 1세대 제자들인 로리타와 캐서린은 조셉을 사사하였다.

로리타의 말에 의하면, 조셉은 매우 보수적이고 다혈질이며, 엄격한 지도자였다고 한다. 그러한 성향에도 불구하고 그의 운동요법은 재활로써나 건강요법으로써 대중들에게서 많은 사랑을 받았다. '필라테스'라는 이름 자체는 대중들에게 그리 익숙한 명칭이 아니었다. 또한 조셉에 대한 정보도 많지 않았다. 그럼에도 불구하고 필라테스의 인기는 날로 높아만 갔고 그의 운동요법을 따르는 학생들이 점차 많아졌다.

당시 『뉴욕 헤럴드 트리뷴』에 따르면, "미국의 수백 명 젊은 무용학생들이 필라테스의 'P'자도 모르고 동명의 사람이 생존하는 것도 모르면서 매일같이 올바른 호흡법을 지도하는 이 운동을 한다."라는 기사를 실을 정도였다. 필라테스가 무엇인지 모르지만 이미 많은 사람들이 그 운동을 하고 있을 정도로 인기가 높았다는 것이다. 이렇게 필라테스는 대중들에게 인기있는 운동으로 자리잡아 나갔다.

5. 필라테스와 제자들

필라테스는 특별히 제자를 따로 양성하려고 하지 않았다. 대부분 무용수 출신들이 자신의 부상을 위해 재활을 하러 왔다가 놀라운 재활효과를 경험하고 나서 이 운동을 널리 전파하기 시작했다. 이 중에서도 로리타와 캐서린은 스튜디오에서 조수로 일하면서 필라테스 운동을 함께 개발하고 전파하는 데 기여했다.

이런 과정에서 조셉의 가장 큰 조력자는 앞서 언급한 대로 클라라였다. 조셉의 다혈질적인 성격 때문에 많은 제자들이 눈물을 흘렸다고 전한다. 그렇기에 이들을 따뜻하게 다독이며, 제자로 성장하도록 이끈 클라라의 역할은 결코 지나쳐버릴 수 없다.

• 로마나 키라노브스카(Romana Kryzanowska): 창시자 조셉의 죽음 후에도 그의 사명을 이어나간 제자로는 발레댄서였던 로마나 키라노브스카(Romana Kryzanowska)가 있다. 그녀는 조셉과 매우 가까이에서 작업했으며 수년 간 그의 스튜디오에서 지도자로 일했던 인물이었다. 로마나는 미국에서 처음 시작했

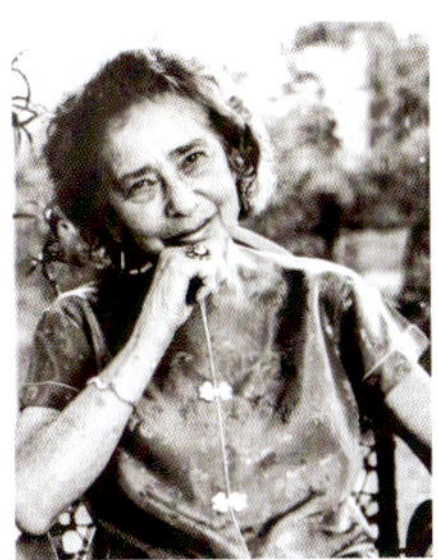
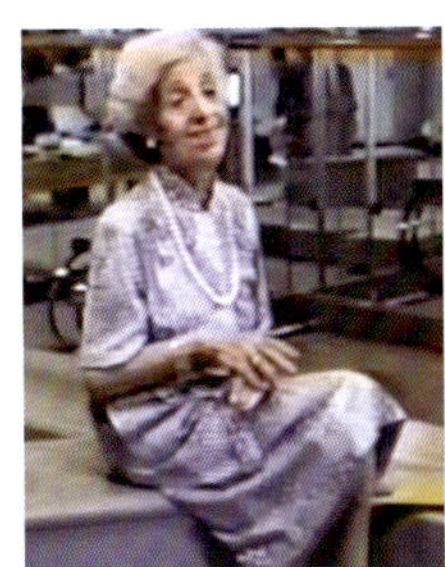
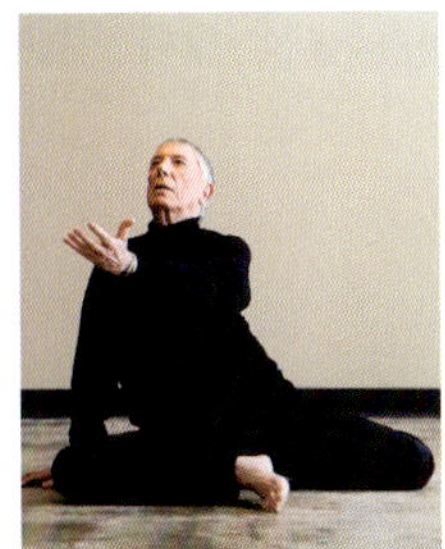
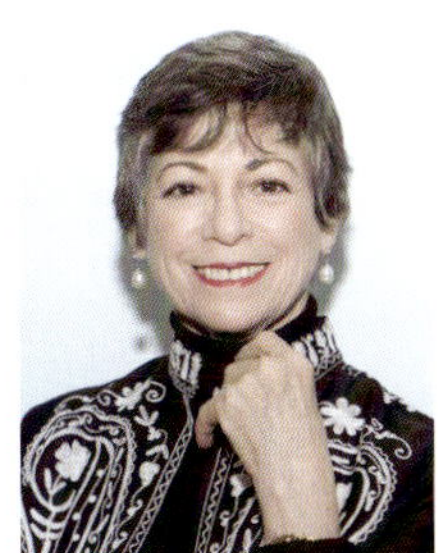

Eve Gentry 1910~1994   Carola Trier 1913~2000   Ron Fletcher 1921~2011   Lolita San Miguel 1936~

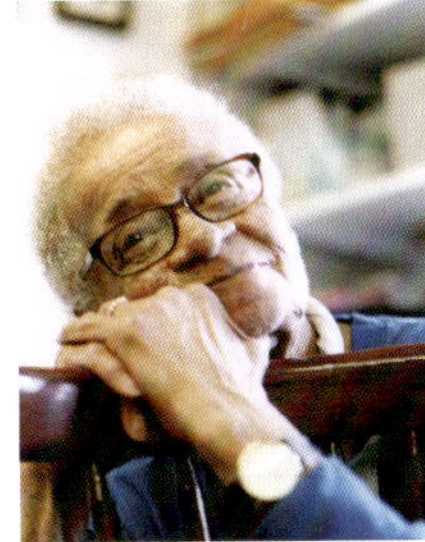
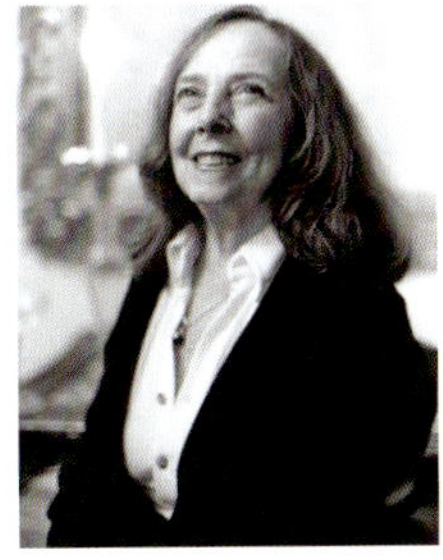
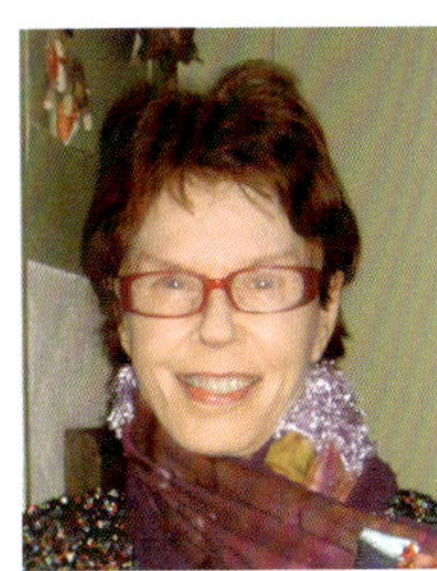

Kathleen Stanford Grant
1921~2010

Romana Kryzanowska
1923~2013

Mary Bowen
1930~

던 지도자 양성 프로그램의 일원이었고, 조셉이 그녀에게 가르쳤던 대로 수백 명의 지도자들을 지도했다. 그녀는 2013년 8월 사망할 때까지 뉴욕에서 '로마나 필라테스'를 운영하며 필라테스 보급에 힘썼다. '로마나 필라테스'는 현재 그녀의 딸이 대를 이어 운영하고 있다.

- 이브 젠트리(Eve Gentry): 그녀는 뉴 멕시코 산타페에서 스튜디오를 열기 전까지, 수 년 동안 학생이자 선생으로서 조셉과 클라라와 함께 작업했으며 잘 알려진 현대 무용가였다. 조셉은 이브가 심각한 유방절제술을 받은 후, 그녀가 다시 팔과 상체를 완전히 쓸 수 있도록 재활을 도왔다. 이브는 1990년대 중반에 사망했다. 그녀의 작업은 코어 다이나믹스(Core Dynamics)를 통해 미셸 라슨 (Michele Larsson)이 이어가고 있다.

• **론 플레쳐(Ron Fletcher)**: 마사 그레이엄의 무용수들 중 한 명이었던 론 플레쳐는 조셉과 클라라의 인생 후반기에 함께 작업한 인물이었다. 론 플레쳐는 클라라에게서 영감을 얻어 스텝 배럴과 척추교정기에 자신의 생각을 구현한 기구 개발을 주도하기도 했다. 이후 로스엔젤레스 로데오 드라이브에 스튜디오를 열었다. 론은 필라테스를 태평양 연안지역으로 가져와 그것을 수많은 유명 배우들에게 처음 소개하고 전파한 지도자였다. 그의 작업은 좀더 '무용 같은' 스타일과 좀더 복잡한 무용기법을 본래의 동작과 통합한 것이었다. 그의 작업은 론 플레쳐 연구로 이어져 론 플레쳐 작품으로 알려져 있다. 그는 2012년 작고했다.

• **캐롤라 트리어(Carola Trier)**: 그녀는 조셉과 함께 훈련했고 뉴욕에 자신만의 스튜디오를 열었다. 1990년대 후반 사망할 때까지 그곳에서 지도를 했다. 그녀의 작업은 로스엔젤레스의 질리안 헤셀(Jillian Hessel)과 뉴욕의 데보라 레센(Deborah Lessen)과 같은 몇몇 상급생들에 의해 계속되었다.

• **캐서린 스탠포드 그란트(Kathleen Stanford Grant)**: 그녀는 조셉이 필라테스를 가르쳐도 좋다고 인정했던 두 명의 지도자 중 한 명이었다. 무용수였던 그녀는 무릎부상으로 조셉을 찾아오게 되었고 필라테스를 하면서도 무용과 안무활동을 활발히 하였다. 이후 뉴욕대에서 매트수업을 가르쳤으며, 2010년 사망할 때까지 작은 스튜디오를 운영하였다.

• **로리타 산 미구엘(Lolita San Miguel)**: 로리타는 잘 알려진 무용수이자 안무가로서 조셉이 인정했던 필라테스 지도자이기도 하였다. 그녀는 푸에르토리코로 가서 '발레 콘시에르토 드(Concierto de) 푸에르토리코'를 설립했다. 이것은 그곳의 주요 무용컴퍼니 중 하나이며, 그곳에서 그녀는 무용수들을 위한 훈련 프로그램에 필라테스를 결합시켰다. 로리타는 세계적으로 필라테스를 알리기 위해 워크숍을 개최하여 가르치면서 다양한 DVD도 만들어내고 있다.

- 메리 보웬(Mary Bowen): 메리는 처음 조셉과 작업하기 시작했을 때, 뉴욕에서 공연하는 코미디언이었다. 그녀는 현재 메사추세츠 노스햄튼 스튜디오와 코네티컷의 킬링워스에서 심리학자이자 필라테스 지도자로 활동하고 있다. 그녀는 50년 가까이 최소한 일주일에 한 번 필라테스 운동을 하며, 마음과 신체의 균형에 대한 스스로의 이해력을 심화시키는 데 노력하고 있다.

이 외에도 필라테스의 제자들로 알려진 사람들로는 브루스 킹(Bruce King), 밥 시드(Bob seed), 로버트 피츠제럴드(Robert Fitzgerald) 등이 있다.

6. 조셉이 남긴 필라테스 정신

로리타의 말에 의하면 "조셉은 세계를 변화시키고 싶어했다." 필라테스는 정신과 신체건강에 대한 통합과 조절을 삶의 모든 부분에 결합시키고자 했다. 어쩌면 조셉은 너무 많이 시대를 앞서간 사람이었는지 모른다. 운동을 좋아했고 사람들과 파티, 캠핑, 와인과 시가도 너무 좋아했던 그였다. 하지만, 그는 보수적인 성향으로 인해 타인과 타협하는 일을 잘 이루어내지 못했다. 당시 의학계에서 필라테스의 정신과 노력이 인정을 받기란 그리 쉽지 않았다.

1967년, 원인은 밝혀지지 않았지만, 그의 스튜디오에 큰 화재가 일어났다. 그 후 폐기종을 앓게 된 조셉은 그해에 사망했다. 그리고 10년 후 클라라 역시 세상을 떠났다.

조셉이 세상을 떠났지만 지금도 수많은 운동전문가들은 그의 철학과 운동요법을 인정하며 계속해서 그의 메소드를 전파하고 있다. 필라테스를 사랑하는 사람들은 매년 그의 기념일을 만들어 그가 태어난 몬첸글라드바하에서 모이고 있다.

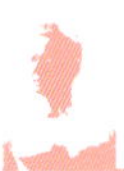

필라테스의 원리

1) 호흡(Breathing)

대부분의 운동은 움직임을 하면서 호흡을 의식적으로 사용하지 않는다. 그러나 필라테스는 정신과 육체를 연결하기 위해 깊고 지속적인 호흡을 수행한다. 호흡은 우리가 태어날 때 시작해서 죽을 때까지 함께하는 것으로 필라테스에서는 핵심적 요소를 이룬다. 호흡은 집중력을 향상시키고 굳어있는 근육을 이완시켜 스트레칭의 효과를 유도하며 폐활량을 증진시킨다. 또한 호흡은 우리 신체가 최적의 상태로 움직이려는 것을 준비하고 수행할 수 있도록 한다.

2) 집중(Concentration)

집중은 지금 하고 있는 일이나 대상에 관해서 정신과 주의를 최대한 기울이는 것이다. 집중하지 않는다면 모든 동작들이 형태와 목적을 잃어버린다. 조셉 필라테스는 자주 "주의를 기울이지 않고 하는 20번의 동작보다 집중해서 5번 하는 게 더 낫다"라는 말을 했다.

3) 조절(Control)

조절은 모든 동작을 취할 때 형태와 움직임을 이해하고 그 동작을 유지하는 상태이다. 필라테스 동작들은 지속적인 조절을 통해 이루어진다. 필라테스가 살아있는 동안에는 필라테스를 '컨트롤로지'라고 표현하기도 했으나 그가 죽고 나서는 제자들에 의해 '필라테스'라고 불리우게 되었다. 조절은 동작뿐만 아니라 동작과 동작 사이의 전환단계, 도구의 사용방법, 운동을 하는 동안 신경써야 할 전체적인 주의사항의 세부 내용에 이르기까지 모든 상황에 적용된다.

필라테스 동작들은 주근육뿐만 아니라 협력근을 사용하도록 유도하여 겉으로 드러나는 큰 근육들만이 아닌 작고 깊은 근육들을 단련시켜준다. 뿐만 아니라 신장성 근육수축을 유도하기 때문에 근육을 길고 유연하게 만들어 발레리나나 발레리노처럼 날씬한 몸을 만들어준다.

4) 중심화(Centering)

필라테스의 모든 움직임은 중심에서 바깥으로 향하여 방사선처럼 뻗는 움직임이다. 신체의 중심 즉 배꼽을 척추쪽으로 당기고 심복부를 사용하여 척추, 팔 그리고 다리를 움직인다.

5) 정확성(Precision)

필라테스 동작은 집중과 조절, 그리고 중심화가 잘 지켜졌을 때 더욱 정확해진다. 모든 필라테스 동작은 신체의 바른 정렬상태를 유지하여 정확하게 움직여야 한다.(예를 들어, 다리의 각도와 발의 모양, 팔꿈치의 위치와 손끝의 모양, 머리와 척추의 위치 등의 정확한 동작이 필요하다.)

6) 균형 잡힌 근육발달(Balanced Muscle Development)

신체의 정렬과 형태를 이해하고 발달시키다 보면 자세가 개선되고 신체의 편안함은 증가하며 육체적 능력은 더욱 향상된다. 결국 전체적으로는 신체를 균형감 있게 골고루 발달시켜준다.

7) 리듬 / 흐름(Rhythm / Flow)

필라테스의 모든 움직임은 물 흐르는 듯한 느낌으로 리드미컬하게 이루어져야 한다. 필라테스 동작의 이같은 흐름은 관절에 가해지는 압력의 양을 줄여 부드럽고 기능적인 움직임을 만든다. 이러한 움직임은 신체가 전체적으로 부드럽게 흐르도록 하여 움직임의 패턴을 발달시킨다.

8) 전신의 움직임(Whole Body Movement)

필라테스는 부분적인 움직임의 운동이 아니라 전신운동이다. 신체의 전반적인 흐름에 움직임을 통합하는 것이고, 정신과 신체를 통합해 명료함과 효과를 창출해내는 것이며, 신체와 영혼을 통합해 삶의 균형을 이루는 것이다.

9) 이완(Relaxation)

신체와 정신을 건강하게 하려면, 작용과 이완 사이의 균형을 이해하는 것이 중요하다. 필라테스에서 우리는 동작을 정확하게 완수하는 데 너무 과하거나 약하지도 않게 꼭 필요한 양의 힘만 사용하는 법을 배운다. 신체의 불필요한 긴장을 풀어주는 방법을 배우면, 신체의 움직임은 물론 우리 삶의 나머지 부분과 움직임에 있어서도 쉽고 자연스러운 흐름을 찾도록 도와준다.

필라테스와 재활

1) 재활의 중요한 원리

1단계 : 이완단계	2단계 : 강화단계
스트레칭(Stretching), 이완(Release Work) 그리고 마사지(Massage) 동작으로 긴장된 부위를 이완	자세를 분석 무너진 정렬을 교정 약한 근육을 강화 불안정한 부분을 안정화 가동범위를 체크 바디컨디셔닝을 체크

＊주의할 점 : 증상이나 통증이 심각해지면 운동을 멈춘다

2) 노수연 교수의 기본 필라테스학

1. 필라테스 호흡

모든 운동에서 호흡은 매우 중요한 동작을 이룬다. 우리가 숨을 쉬는 상태 자체가 살아있다는 명백한 증거이기도 하다. 그런 호흡은 무심코 하기 마련인데, 기본적인 호흡 자체를 운동화시키는 것이 몸의 움직임을 더욱 원활하게 해주는 방편이 된다. 호흡은 혈액순환을 좋게 할 뿐만 아니라 몸의 기관이 제 기능을 할 수 있도록 도와준다. 단순한 호흡을 기술적으로 하는 것만으로 몸과 마음의 상태에 큰 변화를 가져온다.

2. 척추와 골반의 중립

필라테스의 모든 자세는 'NEUTRAL', 즉 '중립자세'라고 불리는 상태에서 준비한다. 그 이유는 골반과 척추가 중립자세가 되었을 때, 특히 골반이 중립위치에 있을 때 척추의 안정화가 가장 잘 이루어지기 때문이라는 것이 생체역학의 연구 결과이기도 하다.

앉거나 서거나 눕거나 엎드리는 모든 면에서 전상장골극과 치골이 바닥과 수직이 되어 바닥과 평행을 이루는 위치가 중립이다. 올바른 자세에서 시작하는 것이 움직임을 더 안정되게 해주고 편안하면서 효율적인 동작을 만들어낼 수 있게 해준다.

3. 어깨의 유동성과 안정성

어깨는 해부학적으로 가장 복잡한 신체부위이며, 부상과 기능장애가 일어나기 쉬운 신체부위이다. 특히 현대인들은 컴퓨터 작업, 운전, 스마트폰 등으로 어깨나 목이 많이 굽은 상태가 되기 쉽다. 가장 가동성이 큰 어깨의 움직임을 향상시키고 안정되게 만듦으로써 상체를 지지할 원동력을 얻을 수 있다.

4. 척추의 강화, 안정, 가동성

우리 몸의 기둥은 척추라는 말이 있다. 만약 기둥의 기울거나 한군데가 무너지면 건물 전체가 무너질 위험에 처하게 된다. 이와 마찬가지로 척추를 받치는 근육을 강화시키면서 척추가 곧게 서고 유연함을 개선할 수 있다. 척추 근육 강화는 노화가 되면서 척추가 굽는 것 역시 예방할 수 있게 해준다.

5. 코어 혹은 파워하우스 강화

조셉은 발전소라는 의미로 '파워하우스'라는 용어를 쓰기 시작했다. 복부, 엉덩이, 허벅지안쪽 근육이 함께 작용할 때 '파워하우스'가 구성된다. 현재 이 용어보다는 '코어'라는 용어가 좀더 보편적으로 사용되고 있다. '코어' 즉 핵심이 작용하여 중심에서부터 힘이 만들어지는 형상을 떠올리면 된다. 코어에는 복횡근, 골반저근, 다열근, 횡격막의 네 개의 핵심요소가 들어간다. 파워하우스를 정의했을 때보다 훨씬 구체적인 움직임과 근육명칭이 연구되고 거론되고 있는 셈이다.

3) 노수연 교수의 필라테스입문

1. 몸의 움직임 명칭

- **분절(Articulation)**: 관절 가동범위의 다른 이름이며, 매트 위에서 구르는 동안 척추가 전체적으로 움직이지 않고 한 번에 하나씩 움직이는 것을 말한다.
- **신전(Extension)**: '늘이다', '신전하다'라는 용어는 해부학적 자세로에서 뒤로 하는 것을 의미한다. '(자세를)곧게 만들다', '길게 늘이거나 펴다'라는 의미로도 사용된다.
- **굴곡(Flexion)**: 신전과 반대로, 몸을 정상적인 해부학적 자세로에서 앞으로 하는 것을 의미한다. '굽힌다'라는 의미도 있다.
- **회전(Rotation)**: '좌우로 회전하는 상태'를 의미한다.
- **측면 굴곡(Lateral Flexion)**: '측면으로 굽히는 상태'를 의미한다.

2. 기본자세 명칭

- **바르게 누운 자세(Supine)**: '등을 대고 바로 누운 자세'를 뜻한다.
- **엎드려 누운 자세(Prone)**: '배를 바닥에 대고 엎드려 누운 자세'를 뜻한다. 이때 배꼽은 바닥에서 떨어뜨린다.
- **옆으로 누운 자세(Side)**: '몸통의 측면을 바닥에 댄 상태'를 뜻한다.
- **플랭크 자세(Plank)**: '손바닥을 짚고 푸쉬업 자세'를 취한다. 이때, 머리, 목, 척

추를 일직선 상태가 되도록 만들어야 하고 복부가 아래로 떨어지지 않게 자세를 취하며, 등은 굽히지 않고 편 상태가 되어야 한다.

- **앉은 자세**(Sitting): 좌골의 정점으로 앉고 허리가 뒤로 빠지지 않게 하며, '앉은 키가 커지는 것처럼 유지한 상태'를 가리킨다.
- **기는 자세**(All Fours): '기어가는 자세'를 취하며, 이때에도 골반과 척추는 반드시 중립상태를 유지해야 한다.
- **서 있는 자세**(Standing): '몸의 정렬을 잘 유지하면서 서 있는 자세'를 말한다.

3. 동작의 움직임 명칭

• 복부 수축(Abs scoop)

배꼽을 척추쪽으로 당기고 꽉 끼는 청바지를 입은 것처럼 혹은 코르셋으로 조이는 것처럼 힘을 준다. 해부학적으로 가장 깊은 복근과 내장 기능에 영향을 주어 복벽지름을 줄여준다. 복횡근, 내외복사근, 복직근의 안쪽을 자극하여 허리를 지지하는 역할을 하도록 한다.

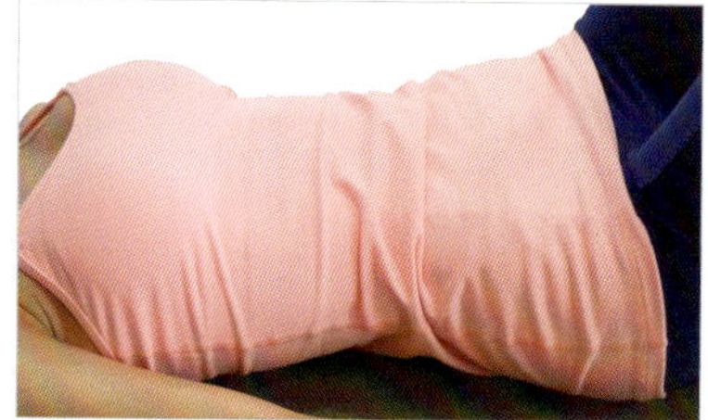

• 상체올리기(Upper body curl)

등상부에서 견갑골까지 들어올리는 동작이다. 이때 복부의 힘은 풀지 않지만 목의 긴장은 푼다. 등상부를 유연하게 해주는 동작이다.

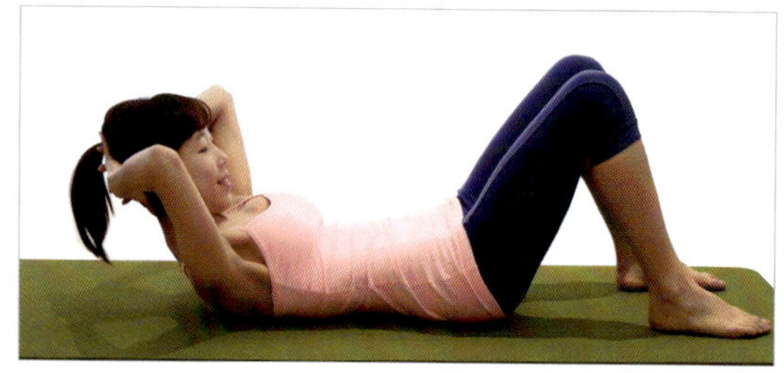

• 밸런스 지점(Balance point)

구르는 지점이나 티저의 정
점에 도달하는 지점을 가리킨
다. 코어가 강해야 이 지점에
서 흔들림이 없다. 심복근을
끌어당기고 허리를 약간 둥글
게 만든 상태에서 균형점을 연
습한다.

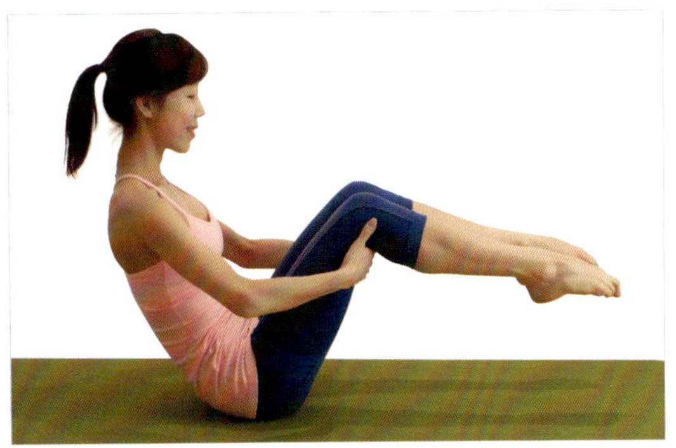

• 브리지(Bridge)

필라테스의 기본자세로
서 운동생리학에서는 이 동
작을 둔부의 신전 상태로
지칭한다. 브리지 상태는
등근육이 아닌, 둔부신근으
로부터 이루어져야 하며,
척추를 중립위치에 놓고 등
을 굽히지 않아야 한다.

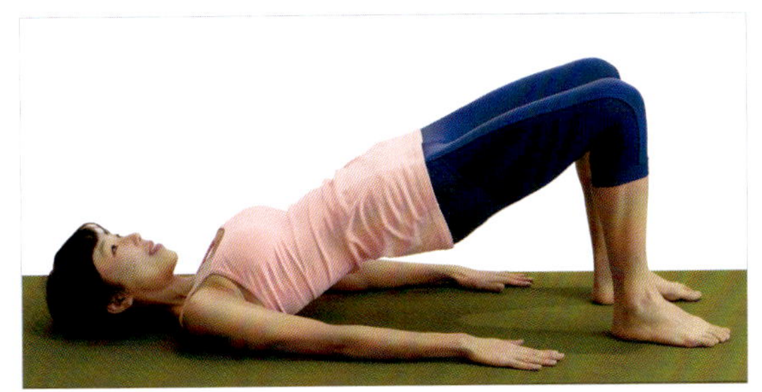

• C 커브(C curve)

C 커브 개념을 처음으로
현대무용에 도입한 인물은
마사 그레이엄이다. 이전에
는 무용수들이 발레를 하거
나 이사도라 던컨의 기법을
이용하여 척추를 항상 수직

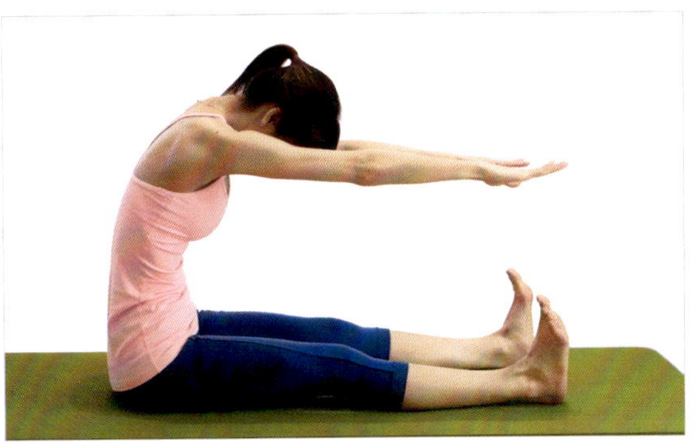

으로 뻗으며 우아하고 초자연적으로 표현했다. 마사 그레이엄은 척추를 구부리거나 수축시키는 혁명적인 표현기법을 사용했다. 조셉 필라테스는 그의 스튜디오에서 마사 그레이엄과 함께 작업하면서 몇 가지 기법을 적용했다. C 커브는 등을 둥글게 하거나 수축할 때의 등 모양을 가리킨다. 이 동작은 심복근을 수축하면서 시작하여 척추를 부드럽게 스트레칭 하는 방식이다.

• 윈도우 프레임(Window frame arms)

신체의 정면으로 팔을 뻗고 어깨를 넓게 하여 마치 창문의 사각형틀 모양이 되도록 만드는 것이다.

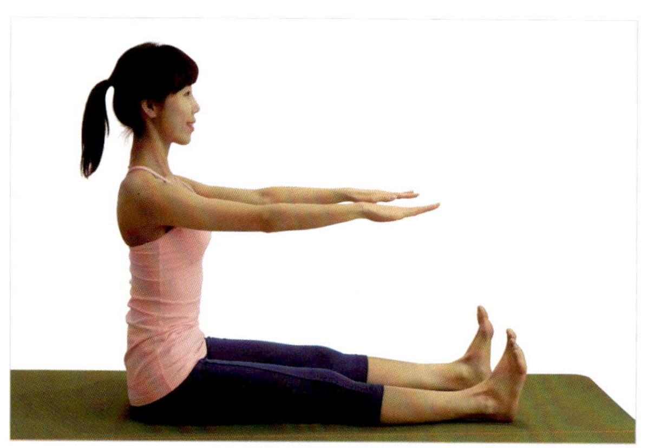

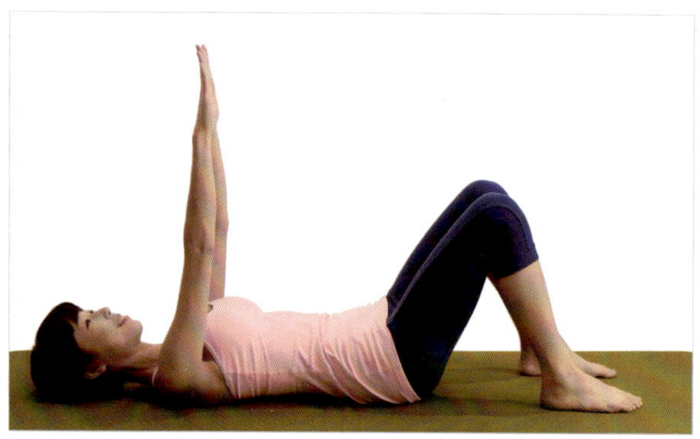

• 힙업(hip up)

수파인 자세에서 다리를 올리고 팔은 엉덩이 옆에 둔다. 복부에 힘을 주고 엉덩이를 들어올리는 동작이다. 아래쪽 복부를 사용하여 코어를 강화한다.

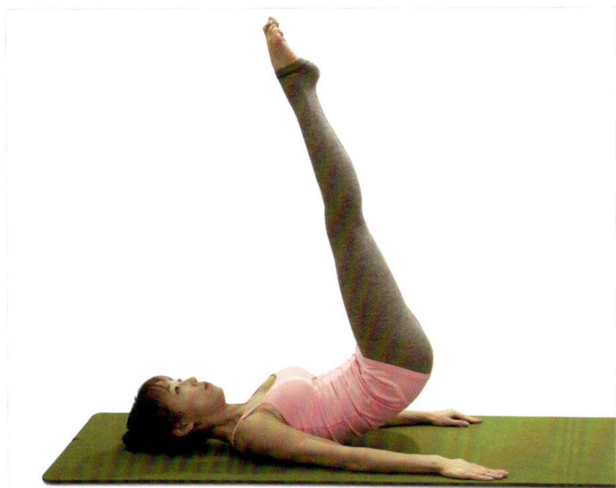

• 길어지기(Elongation)

필라테스의 전체적인 동작에 해당하는 명칭이다. 척추, 팔, 다리, 허리 모든 부분이 길어지는 느낌으로 몸을 움직여야 한다.

• 체어 자세(Chair position)

수파인 자세에서 무릎과 발을 바닥에서 들어올려 다리를 90도로 구부린다. 이 자세는 필라테스의 많은 동작의 준비 자세이기도 하다.

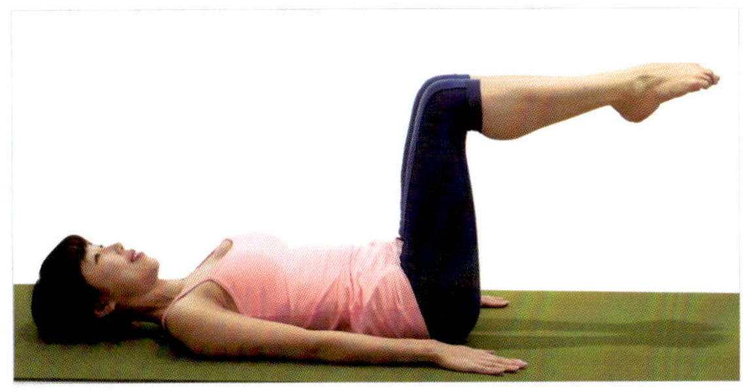

• 척추쌓기(Stacking the spine)

척추를 가장 낮은 부분부터 하나하나 쌓아올리는 느낌으로 완전한 수직이 되어 자세를 완성하는 것이다. 올바른 자세를 취하기 위해 필수적인 기본동작이다.

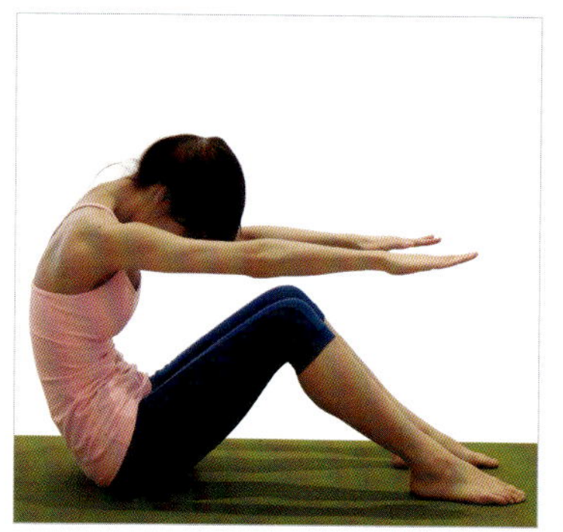 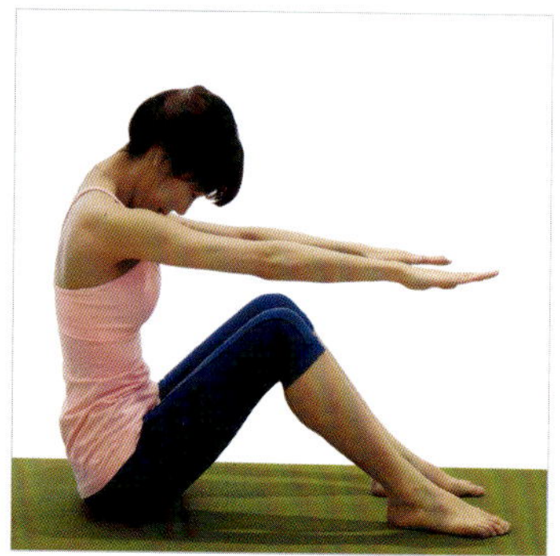 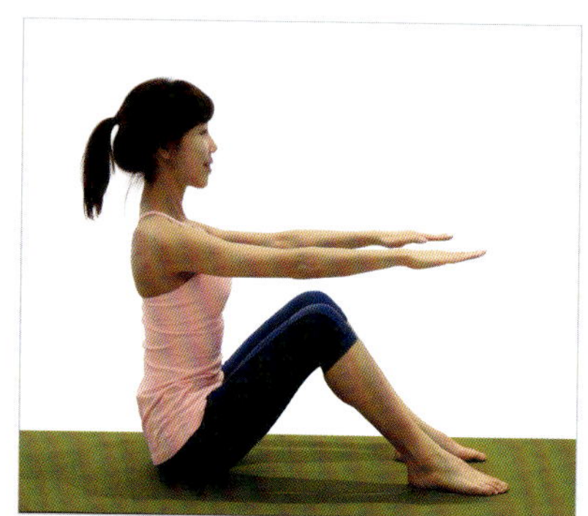

• 구르기(Rolling)

등마사지를 하듯이 배를 집어넣고 몸을 둥글게 말아 바닥을 구르는 동작을 말한다.

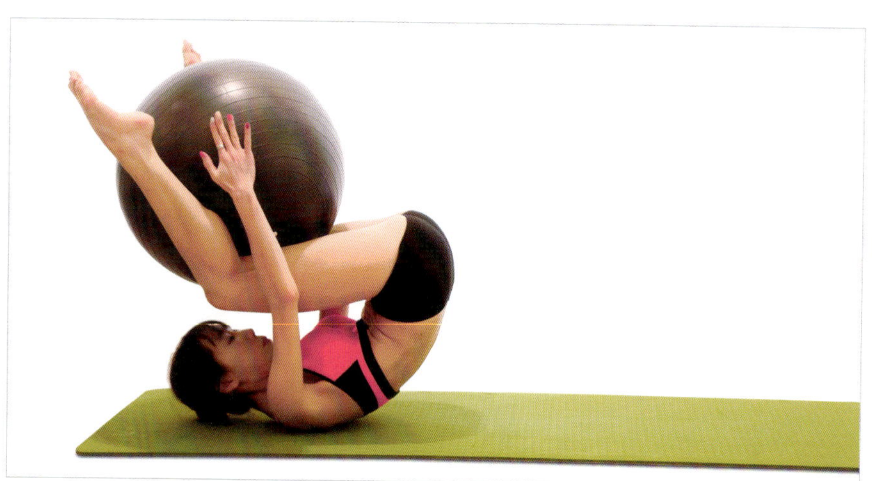

• 티저(Teaser)

'몸을 괴롭히다'라는 의미를 가진 용어이다. 말 그대로 매우 난이도 높은 동작
이다. 코어가 충분히 강해야 하고 몸의 균형을 잘 이루어야 가능한 동작을 취할
수 있다. 필라테스의 대표동작에 해당한다.

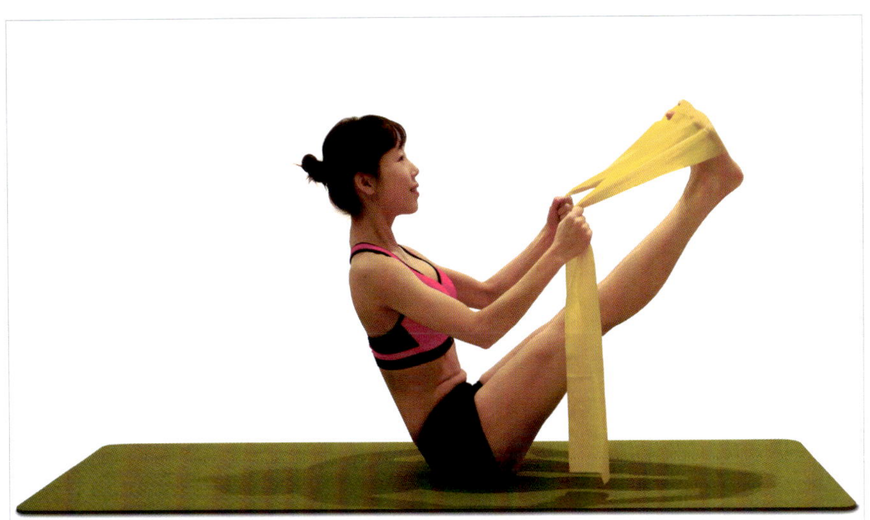

필라테스 소도구

소도구 소개

명칭	사진	설명
폼롤러 Roller, Foam Roller		• '동작을 통한 인식'방식을 개발한 이스라엘 물리학자 모이쉐 펠던크라이스의 아이디어에서 기원이 된 소도구 • 스티로폼 소재인 에타폼재질에 근막이완에 도움을 줌
테라밴드 Elastic Exercise Band, Thera-band		• 색을 부호화한 점진적 저항방식을 이용하여 만들어낸 소도구 • 강도는 노랑〈빨강〈녹색〈파랑〈검정 순서임 • 점진적 저항도를 통해 체계적인 근력강화를 증진함
매직서클 Ring, Magic Circle		• 필라테스가 즐겨마시던 맥주통에서 고리를 떼어 한쪽에 나무를 달아 만들었다는 소도구 • 허벅지 안쪽 및 바깥쪽 운동에 좋음
짐볼 Gym Ball		• 공기를 주입시켜 사용하는 공으로 작은 공에서 짐볼까지 다양한 사이즈가 있는 소도구 • 저항이 부드럽고 쥘 때도 부드러워 상처가 있거나 혹은 매직서클이 너무 힘들면 이 도구가 적합함

명칭	사진	설명
핑키볼 Pinkie Ball		• 야구공 사이즈의 딱딱한 공종류의 소도구 • 서 있는 자세와 걷기를 개선하고 발마사지 및 고유수용감각에 좋아 근육과 근막에 이용

필라테스는 기본인 매트로 시작해 기구와 소도구를 포함한 운동이다. 이 책에서는 소도구 중심의 필라테스 동작을 주로 다룬다.

다양한 소도구를 활용해서 매트에서 이루어지는 동작의 난이도가 더해지며, 더욱 많고 깊숙한 내 몸의 안근육을 쓸 수 있도록 해주는 소도구의 매력을 직접 느끼기 바란다.

• 폼롤러(Roller, Foam Roller)

'동작을 통한 인식' 방식을 개발한 뛰어난 물리학자 모이쉐 펠든크라이스(Moshe Feldenkrais)의 이름을 따서 개발된 도구이다. 이 도구는 '펠든크라이스 롤러' 라고도 한다. 스티로폼 같은 에타폼으로 만들어 사용할수록 눌리기 때문에 오래 사용하면 납작해질 수 있다. 둥근 형태이므로 더욱 강한 코어가 요구되는데, 롤러 위가 불안정하여 한쪽으로 치우치지 않도록 균형감각도 매우 필요한 도구이다. 물리치료사들이 많이 사용하고 근막마사지를 통한 이완동작을 다양하게 취할 수 있어서 운동전후로 손쉽게 사용하는 일반 도구이다.

• 테라밴드(Elastic Exercise Band, Thera-band)

밴드는 수년에 걸쳐 손쉽게 사용할 수 있는 소도구였다. 환자들의 재활치료 및 가정에서도 특별한 기구 없이도 운동할 수 있다는 게 장점이다. 밴드가 없을 경우, 수건을 사용하여 간단한 동작들을 취할 수도 있다. 밴드는 운동에 저항을 주어서 특정 근육의 운동 난이도를 높여주고, 반대로 난이도 높은 동작을 쉽게 할 수 있도록 해준다. 대표적인 밴드 회사인 Thera-Band사에서는 색을 부호화해서 저항도를 식별할 수 있도록 했다. 표에 나와 있듯이, 저항성이 강한 순서대로 검정, 파랑, 녹색, 빨강, 노랑이 있다. 하지만 저항색은 제조하는 회사마다 다를 수 있으므로 구매 전에 어떤 회사 제품인지 먼저 확인하고 저항도를 체크하는 습관이 필요하다. 중간 정도의 저항도를 많이 쓰기 때문에, 보통 빨간색과 파란색 밴드가 일반적으로 많이 쓰인다. 밴드의 길이는 길이가 긴 것을 구매하여 필요한 만큼 잘라서 쓴다. 처음부터 길이가 정해진 밴드도 있다. 전신운동을 위한 가장 적당한 길이는 보통 2미터 정도이다. 팔이나 다리의 부분운동을 할 때에는 2미터 보다 짧아도 무난하다.

• 링 또는 매직서클(Ring, Magic Circle)

조셉 필라테스는 평소 와인 못지 않게 맥주도 즐겨 마셨고 정기적으로 맥주통을 주문하기도 했다고 한다. '케그'라 불리는 맥주통의 고리를 빼서 한쪽에 나무 토막을 달았는데 이게 바로 매직서클이 탄생하게 된 계기이다.

매직서클은 운동 난이도가 매우 높고 직선저항의 특징을 갖고 있다. 마치 여러 개의 밴드를 하나로 묶어 저항도를 높였다고 보면 된다. 이러한 매직서클은 허벅지 안쪽에 끼우면 안쪽의 허벅지 근육을, 바깥쪽에 끼우게 되면 바깥쪽 허벅지의 근육을 강화시킬 수 있다.

• 짐볼(Gym Ball)

짐볼은 원래 필라테스 도구가 아니었다. 조셉이 사용하지도 않았다고 한다. '피지오볼' 이라고 불렸던 큰 볼은 원래 척추부상 환자들에게 유산소 운동을 시키기 위해 스위스의 물리치료사들이 개발한 것이었다.

탄력성이 높은 볼은 운동의 흥미도를 높이는 소도구일 뿐만 아니라 코어의 안정성과 균형, 조절능력을 향상시키는 데 효과적인 도구이다. 짐볼은 키에 따라 사이즈를 선택해서 사용해야 한다. 짐볼에 앉았을 때 고관절과 무릎이 바닥과 평행이 되는 높이 정도가 적당한 사이즈이다. 짐볼에 앉으면 균형잡기가 힘들기 때문에 이 도구는 몸의 밸런스를 맞추는데 효과적이다.

▶ 키에 따른 짐볼의 선택

키	볼지름
165cm 이하	55cm
165cm~180cm	65cm
180cm~200cm	75cm
200cm 이상	85cm

▶ 볼의 공기주입 상태

볼의 공기주입에 따라 크기와 느슨함을 다양하게 만들 수 있다.

볼의 이상적인 상태는 손가락으로 눌렀을 때 약간 눌리는 탄력을 가진 정도이다. 너무 팽팽하면 신체의 균형잡기가 어렵고 너무 느슨하면 볼 운동을 수행하기가 적당하지 않다. 공기는 휴대용 손펌프나 자전거 펌프, 발펌프 등을 사용하면 된다.

• 핑키볼(Pinkie ball)

말 그대로 '분홍색의 딱딱한 공'인데, 야구공과도 같다. 이 공은 근육과 근막 이완에 많이 사용된다. 핑키볼은 특히, 우리 몸을 받치고 있는 지지대인 발 근육을 마사지해 줌으로써 걷기와 서 있는 자세를 개선하는 데 효과가 크다. 볼이 매우 딱딱하므로 어린이들의 손이 쉽게 닿지 않는 곳에 보관한다.

Pilates for Rehabilitation

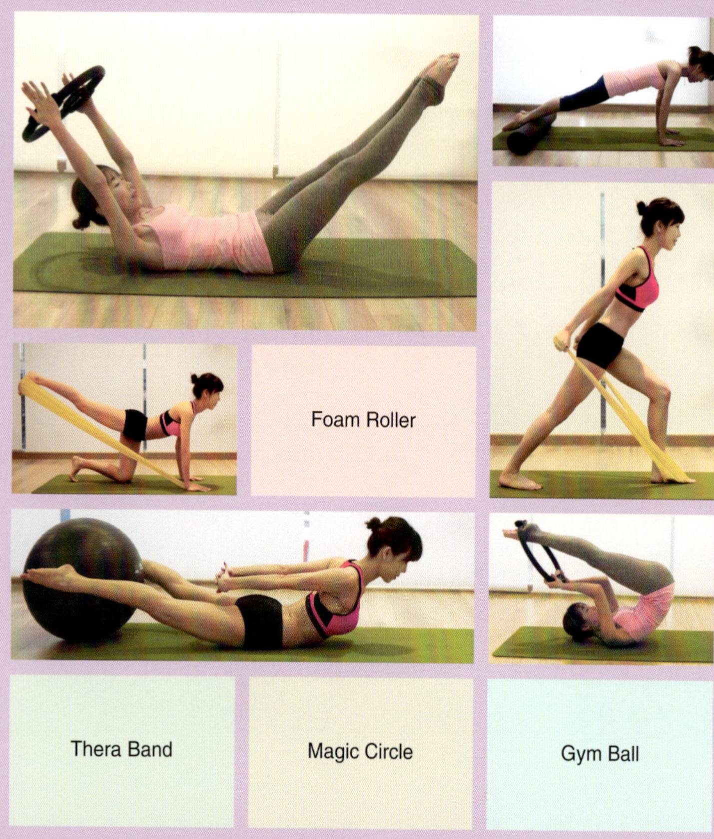

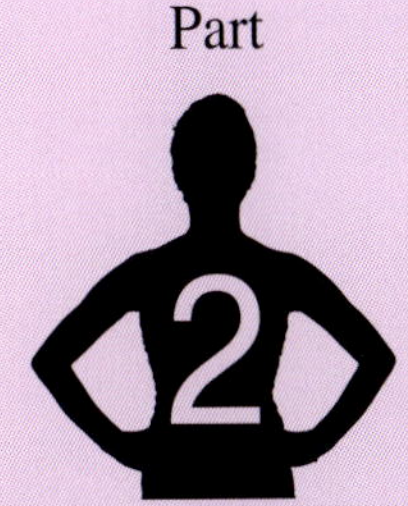

재활 필라테스 운동프로그램

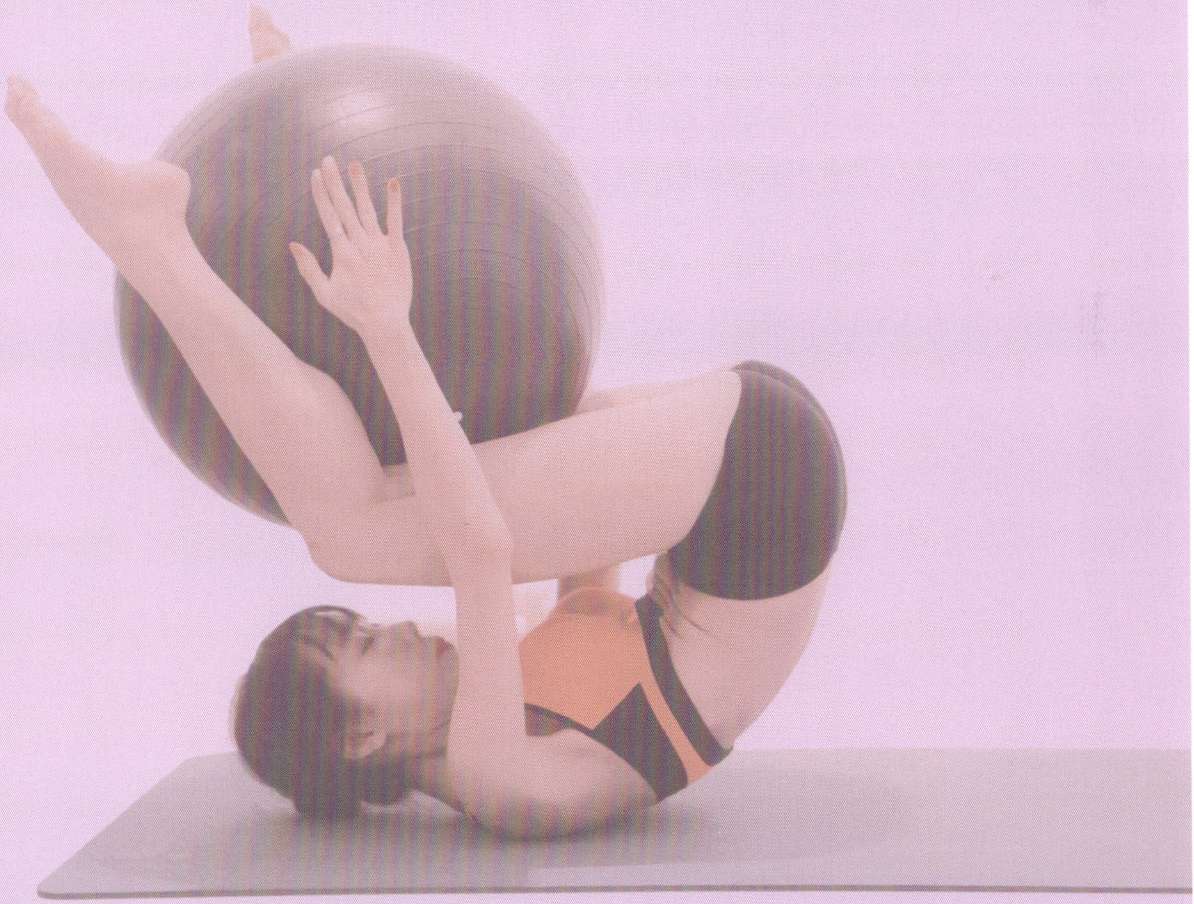

신체부위별 프로그램

01 목과 등상부 프로그램

컴퓨터 작업이나 전화통화와 같이 책상에서 작업하는 환경에서는 목과 등의 불편함과 두통을 호소하는 경우가 많아진다. 대부분의 원인은 작업 도중에 긴장과 스트레스 때문에 목을 앞으로 내밀고 등을 구부정하게 만들거나, 목을 한쪽으로 돌려 기울이는 자세를 오랜 시간 취하는 데서 발생한다.

목 뒤 근육의 수축으로 인한 목 부위 통증과 두통은 머리가 전방으로 빠지고 상부 흉추가 구부정한 자세를 가진 사람에게서 흔히 볼 수 있다. 이런 잘못된 자세는 척추의 후부인 추체의 뒷부분과 후관절에 과도한 압박을 주게 된다. 또한 목의 굴근이 늘어나고 약해지면서 상부 승모근, 견갑거근, 능형근과 두판상근, 두반극근을 포함한 목의 신근단축과 대흉근, 소흉근의 긴장을 불러온다.

▶ **1단계 동작(이완)** 긴장된 근육이 이완될 수 있도록 동작을 시작할 때는 부드럽게 수행해야 하며, 이완된 정도에 따라 신장시키는 운동을 해야 한다. 롤러로 하는 어깨이완 기본동작들은 정상적인 관절운동 범위를 회복시키기 위한 운동이기 때문에 반드시 해줘야 한다.

▶ **2단계 동작(강화)** 흉쇄유돌근, 사각근을 포함한 목의 굴근과 하부 승모근, 광배근과 같이 약해진 근육들은 강화운동을 통해서 목과 등 상부의 자세를 강화하고 가슴과 어깨의 정렬을 교정한다. 컴퓨터 및

다양한 작업환경에서 목과 등상부를 장시간 긴장시키는 경우는 강화 프로그램을 지속해야 한다.

▶ **노수연 교수가 추천하는 목/등상부 프로그램**

1단계	이완	2단계	강화
롤러	기본 어깨 시리즈	링	턱 누르기
롤러	목 마사지	밴드	회전근 운동
롤러	백 마사지	밴드	체스트 익스펜션
볼	라이백 스트레칭	밴드	회전근 운동 II
밴드	쓰리웨이 팩 스트레칭	볼	쏘우
		볼	스완

02 어깨 프로그램

어깨관절은 우리 인체에서 가장 움직임이 좋지만 가장 불안정한 관절이어서 손상되기가 쉽다. 팔과 어깨관절의 위치는 견갑골의 위치에 따라 달라진다. 견갑골의 위치는 어깨관절에 영향을 미치며, 정렬이 잘못되면 손상을 입거나 만성통증에 시달리게 된다. 어깨관절의 운동성 때문에 많은 동작 시 어깨와 견갑골 근육에 의해서 도움을 받는다. 견갑대는 많은 동작을 효율적으로 수행하지만 다양한 압박에 의한 손상을 입기 쉽다.

어깨 탈구와 같은 심각한 손상이나 과다사용으로 인한 손상은 근육, 건 또는 관절낭 상태를 손상시키고, 통증과 염증을 유발한다. 즉, 골퍼스 엘보우(내측 상과염), 테니스 엘보우(외측 상과염), 수영선수와 격투기 선수 어깨(충돌증후군) 및 과도한 컴퓨터 사용과 팔굽혀펴기와 같은 파워 동작시 발생하는 반복적인 긴장은 어깨와 팔의 과사용을 유발한다. 이로 인해 회전근개 및 상완 이두건의 미세한 파열과 어깨 충돌증후군 같은 만성질환이 발생하며, 어깨 프로그램은 이러한 질환에 효과가 크다. 등상부 척추기립근의 약화와 가슴근육의 경직은 어깨를 앞쪽으로 구부정하게 하고 등상부를 둥글게 만들어 견갑대의 정렬을 불안정하게 하는데, 이 프로그램이 이러한 신체 불균형을 교정하는 효과를 나타내기도 한다.

▶ **1단계 동작(이완)** 가슴근육인 흉부 대립근들과 같이 경직된 부위를 이완시킨다.

▶ **2단계 동작(강화)** 2단계는 등상부의 신근과 같이 약한 부위를 강화한다. 이 단계에서는 균형잡힌 근육관계를 유지하여 안정성을 확보하는 것이 중요하다. 하지만 견갑대의 불안정성이나 심한 손상이 있을 때 1단계를 건너뛰고 천천히 낮은 레벨부터 한다. 회전근 강화동작은 어깨기능을 회복시키는데 필수적이다. 회전근개는 상완골을 관절와 속에 잡고 관절에서 상완골의 움직임을 알맞게 조종하고 있기 때문이다. 회전근개는 강화동작이라기보다는 참고 버티는 근력에 속한다. 따라서 이 부위를 훈련하려면 가벼운 저항을 주면서 많이 반복하는 동작에 주력해야 한다. 한 팔로 시도하고 나머지 세트를 하거나 약한 부위를 2회 더 실시한다.

＊**만성질환**:1단계와 2단계를 자유롭게 할 수 있다. 자신의 신체 상태를 확실히 알지 못할 경우, 롤러 대신에 바닥에서 기본어깨 동작을 운동하고, 쓰리웨이 가슴근육 스트레칭 동작 대신 흉근 이완동작을 취할 수 있다. 2단계 동작은 20분간 실시한다. 동작이 불안정할 경우 세트 간 휴식하면서 3세트씩 10회, 매일 1회 이상 실시한다. 상태가 호전되면 주 3회 이하로 횟수를 줄인다.

＊**어깨의 뼈**:쇄골, 견갑골, 상완

＊**어깨의 관절**:흉쇄유돌근, 견봉쇄골, 관절와상완관절

＊회전근개(극상근, 극하근 소원근, 견갑하근)

＊견갑골을 움직이는 근육(능형근, 전거근, 승모근)

＊상완을 움직이는 근육(대흉근, 삼각근, 광배근, 대원근)

▶ 노수연 교수가 추천하는 어깨 프로그램

1단계	이완	2단계	강화
롤러	기본 어깨 시리즈	밴드, 볼	어깨 동작
밴드	쓰리웨이 팩 스트레칭	밴드	런징 시리즈
볼	라이백 스트레칭	볼	스완

03 허리 프로그램

허리의 통증(요통)은 척추 자체의 구조적인 원인과, 스트레스로 인한 심리적인 원인, 그리고 근골격계의 기능저하로 생기는 생체역학적 원인으로 분류된다. 최근에는 움직임 부족, 영양과다로 인한 비만, 자세불균형 등에 의한 비정상적 척추 만곡이나 허리근력 약화로 인해 허리 통증이 발생하는 경우가 점차 많아지고 있다.

신체의 균형과 중력의 완충작용, 보행 등에 중요한 역할을 하는 허리 근육이 약해지면 쉽게 부상을 입고 체형 변화를 발생시켜 2차적인 척추 질환을 유발하기 때문에 요추 골반의 안정화는 매우 중요하다.

요추 골반의 안정성에 기여하는 가장 핵심이 되는 근육은 코어 근육으로(골반저근 Pelvic floor, 복횡근 Transversus abdominal, 다열근 Multifidus, 횡격막 Diaphragm) 몸 속 깊은 곳에서 자세를 잡아주며 단단하게 고정시켜 준다. 이외에도 골반과 척추에 연결된 모든 근육들이 허리의 움직임을 유연하게 하여 몸의 균형과 힘을 유지하는 것을 도와준다.

▶ **1단계 동작(이완)** 허리 프로그램은 1단계로 척추를 움직이지 않고 심 복부를 느끼는 안정성 운동과 긴장된 근육을 이완시켜주는 동작으로 시작하는 것이 안전하다. 이 단계의 운동은 복부와 척추 사이의 심근 을 강화시키면서도 통증 부위를 고정시켜주어 안전하면서도 단단하 게 고정시킬 수 있다. 또한 장경인대(IT band), 슬괵근(Hamstring), 둔 근 및 회전근(Glutes and rotator), 내전근(Adductor), 외전근 (Abductor), 장요근(Iliopsoas), 이상근(Piriformis) 등의 근육은 긴장되 면 요통을 유발하기 쉬운 근육들로 소도구를 사용하여 충분히 이완시 켜주는 단계가 필수적이다.

1단계의 동작들을 실시해보고 무리가 없으면 2단계 동작들로 발전시 켜본다.

▶ **2단계 동작(강화)** 전방사근 시스템(전거근Anterior serratus, 외복사근 External oblique abdominal, 반대쪽 내복사근Internal oblique abdominal과 내전근Addutor muscle)과 후방사근시스템(전거근Posterior serratus, 광배 근Latissimus dorsi, 대둔근Gluteus maximus, 내전근Addutor muscle), 복근 (복직근Rectus abdominal, 외복사근External oblique abdominal, 내복사근 Internal oblique abdominal, 복횡근Transverse abdominal)을 강화시켜 몸 의 바른 자세를 유지하는 근육들을 강화시킨다.

이 동작을 적어도 주 3회 이상 실시하면 허리의 통증이 없어지면서 점차 허리가 강화되는 것을 느끼게 될 것이다. 2단계 동작을 무리 없 이 수행할 수 있으면 응용동작들을 함께 실시할 수 있고, 원하는 동작 들을 무리 없이 즐길 수 있는 수준까지 꾸준히 연습한다.

＊좌골신경통증(Sciatica)

엉덩이에서부터 대퇴부, 심하게는 다리 아래쪽까지 내려가며 통증으 로 보통 이상근(Piriformis)을 지나는 좌골신경이 압박되거나 손상되어 발생하는 경우가 많다. 롤러나 핑키볼을 사용하여 둔근과 회전근(Glutes and rotator)을 이완시키고 밴드나 서클을 사용하여 쓰리웨이 힙 스트레칭(3way hip stretch)으로 슬괵근(Hamstring), 내전근(Adductor), 외전근(Abductor), 이상근(Piriformis)을 이완시키는 동작을 반복하면 통증을 완화시킬 수 있다.

＊천골(Sacrum) 통증

둔근과 회전근(Glutes and rotator)이 연결되는 천골 부위의 가벼운 통증은 롤러와 핑키볼을 사용하여 이완시키고 심한 통증이나 천장관절(SI joint)에 기능적 장애가 있으면 운동을 피하는 것이 좋다.

이외에도 허리의 흔한 질병인 수핵탈출증, 척추전방전위증, 척추관절증후군, 척추협착증, 척추관절염 등이 있는 경우, 무리한 운동을 피하고 전문의와 상담 후 안전하게 실시하는 것이 좋다.

▶ 노수연 교수가 추천하는 허리 프로그램

1단계	이완	2단계	강화
롤러	아이티 마사지	롤러	몸통 안정화 시리즈
롤러	사이드 힙 마사지	링	심복부 인지
밴드	쓰리웨이 힙 스트레칭	링, 볼	상복부 컬스
볼	햄스트링 스트레칭	링, 롤러, 볼	브리지
볼	라이백 스트레칭	볼	수파인 시리즈
볼	꼬리뼈 말기(허리 스트레칭)	밴드	싱글 레그 서클
		밴드	수파인 레그 시리즈
		볼	싱글 레그 스트레칭
		롤러	플랭크
		볼	컨트롤 프론트
		볼	평행 스쿼트

04 무릎 프로그램

▶ **1단계 동작(이완)** 이 프로그램의 1단계는 무릎에 통증이 있는 경우 강화 동작을 하기 전에 근육 이완을 시키는 것이다. 특히 이완 동작에서 중요한 근육은 장경인대이므로 이를 이완시킨 후 강화동작을 수행한다. 통증이 없으면 1단계 이완동작에서 바로 2단계인 강화동작으로 넘어가면 된다.

▶ **2단계 동작(강화)** 무릎 근육을 강화시키는 단계이다. 대퇴사두근(Vastus Medialis Obliqes)과 슬괵근(Hamstring)은 무릎의 안정성에 가장 큰 영향을 미치는 근육이다. 특히 대퇴직근은 무릎을 펴는 마지막 부분에 작용하는 주요 근육이다. 만약 무릎에 염증이 있는 경우 다리가 펴지는 것을 막기 때문에 손상 후 대퇴직근은 매우 빠르게 위축된다. 대퇴직근이 한번 위축되면 무릎은 더욱 불안정해지고 악화될 가능성이 높다. 또한 대퇴직근은 슬개골의 안정성과도 연관되는데, 이는 대퇴직근이 다리를 펴는 마지막 부분에서 슬개골을 허벅지 안쪽으로 당기는 역할을 하기 때문이다.

슬괵근은 전방십자인대(Anterior Cruciate Ligament)가 손상된 경우 강화시켜야 할 가장 중요한 근육이다. 전방십자인대는 정강이뼈를 대퇴부에 안정적으로 유지시키는 역할을 한다. 전방십자인대가 손상되면 정강이뼈는 대퇴부 앞쪽으로 움직일 수 있으며 이는 무릎관절을 더 악화시킨다.

무릎 프로그램은 무릎의 안정성과 슬관절 움직임이 회복되면 지구력과 근육의 협응력, 근수축을 강화하는 운동의 강도를 점차 늘려나가며 낮은 강도와 고반복 활동으로 체중을 지지하는 닫힌 사슬운동이다. 이 프로그램은 슬관절의 동적조절능력을 향상시켜 무릎의 안정성을 향상시킨 후 열린 사슬운동으로 근력을 증가시키는 단계로 진행한다.

각각의 동작은 세트간 휴식하면서 10회 3세트, 매일 3번 실시한다. 한 번에 15~20분이 소요된다. 상태가 호전되면 주 3회 이하로 횟수를 점점 줄인다.

＊무릎과 관련된 근육들

- 장경인대(IT Bend)
- 대퇴근막장근(Tensor Fasciae Latae)
- 대퇴사두근(Quadriceps Femoris)：knee extensor
- 대퇴직근(Rectus Femoris)
- 내측광근(Vastus Medialis)
- 외측광근(Vastus Lateralis)
- 중간광근(Vastus intermedialis)
- 슬괵근(Hamstrings)
- 봉공근(Sartorius)
- 박근(Gracilis)
- 내전근(Adductors)

▶ 노수연 교수가 추천하는 무릎 프로그램

1단계	이완	2단계	강화
롤러	아이티밴드 마사지	볼	발운동 시리즈
		볼	프로그 레그
		볼	드럼
		밴드	대퇴사두근 강화
		밴드	햄스트링 강화
		밴드	외전근
		밴드	내전근
		밴드	수파인 레그 시리즈
		롤러	브리지
		볼	세미 서클
		볼	둔부 시리즈

05 발목 프로그램

발목관절과 발관절에 연결된 인대와 힘줄은 다리의 말단 구조에 대한 안정성과 가동성을 만들어주는 구조로 되어 있다. 발목의 경우 한번 접질리게 되면 인대와 힘줄이 지나치게 늘어나며 쉽게 재발되고 만성적으로 진행될 수 있다. 또한 골반의 균형이 무너지면 발목이 자주 손상될 수 있으므로 서 있는 동작을 통해서 하체 안정성을 개선해야 한다.

이 프로그램은 발목을 강화하고 다리의 균형을 찾아주는 동작으로 구성되어 있다. 이 프로그램은 특히 발목을 잡아주는 장비골근, 단비골근, 전경골근, 후경골근의 근력을 키우는 데 중점을 두었다.

▶ **1단계 동작(이완)** 핑키볼로 발의 근막을 마사지한다.

▶ **2단계 동작(강화)** 밴드로 발을 감싸거나 발목에 걸어 프로그램에 따라 동작을 취하도록 한다.

매일 1회씩 1단계와 2단계 동작을 하라. 매일 1분씩 뒤꿈치가 아닌 발가락으로 걷고 상태가 호전되면 추가동작을 한다. 안정을 찾아가면서 주 3회 이하로 점차 줄여나간다.

＊발목과 관련된 근육들
- 전경골근(Tibialis Anterior)
- 후경골근(Tibialis Posterior)
- 장비골근(Peroneus-Fibularis-Longus)
- 단비골근(Peroneus-Fibularis-Brevis)
- 비복근(Gastrocnemius)
- 가자미근(Soleus)

06 발 프로그램

몸의 가장 아래쪽에 위치한 신체 부위인 발은 중력에 저항하여 체중을 지지하는 역할을 하며 몸 전체의 균형을 좌우하는 중요 부위이다. 걸을 때 체중의 1.5배 정도의 힘이 가해지고 뛸 때는 3.5배~4배 정도의 힘이 가해지므로 발을 많이 풀어주는 것이 중요하다.

발의 변형은 발목을 지탱하는 근육과 족저근막에 영향을 받으며 편평족(발 표면이 정상적인 아치보다 낮은 경우)과 요족(hollow foot : 발 표면이 정상적인 아치보다 높은 경우)의 경우 이완을 통해 발의 근육을 풀어주고 발목을 지탱해주는 근육들은 강화해야 한다. 특히 족저근막과 아킬레스건의 이완은 발 교정에 중요한 포인트이다. 이 프로그램을 매일 1회씩 하다가 상태가 호전되면 주 3회 이하로 횟수를 점점 줄인다.

***발과 관련된 근육들**
- 장지신근(Extensor Digitorum Longus)
- 장지굴근(Flexor Digitorum Longus)
- 단지굴근(Flexor Digitorum Brevis)
- 장무지신근(Extensor Hallucis Longus)
- 장무지굴근(Flexor Hallucis Longus)
- 아킬레스건(Achilles Tendonitis)
- 족저근막(Plantar Fascia)

▶ 노수연 교수가 추천하는 발/발목 프로그램

1단계	이완	2단계	강화
롤러	아이티밴드 마사지	밴드	발과 발목 강화
		밴드	발과 발목 강화
		롤러	어라운드 더 월드
		롤러	로그 롤
		밴드	내전근 운동
		밴드	외전근 운동
		롤러	롤러 브리지

소도구별 데일리 프로그램

1. 롤러로 하는 데일리 프로그램

동작	횟수
기본어깨 동작들	8~10회
수파인 시리즈	8~10회
스완	8~10회
롤러를 이용한 브리지	8~10회
플랭크 시리즈	8~10회
잭나이프 수파인	8~10회
수파인 레그 시리즈	8~10회
벽을 이용한 스쿼트	8~10회
스탠딩 시리즈	8~10회

2. 테라밴드로 하는 데일리 프로그램

동작	횟수
I. 스트레칭	
1. 발과 발목 강화	양쪽 10회
2. 쓰리웨이 힙 스트레칭	양쪽 1회
II. 수파인 시리즈	
1. 싱글 레그 서클	각각 5회
2. 롤 다운	5회
3. 레그 풀	8회
4. 프로그 레그	8회
5. 돌핀	6회
6. 클래식 티저	6회

동작	횟수
III. 올포 시리즈	
7. 도그 킥	양쪽 10회
8. FTD 플로리스트	양쪽 10회
IV. 런징 시리즈	
9. 삼두근 운동	양쪽 10회
10. 이두근 운동	양쪽 10회
11. 능형근 운동	양쪽 10회
12. 체스트 익스펜션	양쪽 10회
13. 런징 스와카데	양쪽 8회
IV. 스탠딩 시리즈	
14. 하프 문	교대로 4회
15. 스탠딩 엔젤	10회
16. 회전근 운동 I, II	10회
17. 쓰리웨이 팩 스트레칭	1회

3. 링(매직서클)로 하는 데일리 프로그램

동작	횟수
I. 수파인 시리즈	
1. 심복부 인지	5회
2. 상복부 컬스	5회
3. 브리지	3회
4. 싱글 레그 롤 업	양쪽 4회
5. 스파인 스트레이치 포워드	3회
6. 롤 오버	4회
7. 롤링 라이크 어 볼	5회
8. 싱글 레그 스트레칭	양쪽 16회
III. 프론 시리즈	
14. 스완	4회
15. 더블 레그 킥스	4회
16. 찰리 체플린	10회

4. 볼로 하는 데일리 프로그램

동작	횟수
중립자세에서 호흡	4~8회
햄스트링 스트레칭	4회
꼬리뼈 말기	4회
클래식 브리지	4회
밴딩 브리지	4회
드럼치기	30회
상복부 컬스	8회
풋워크 시리즈	각 5회
헌드레드	100회
스파인 스트레치 포워드	4회
암 리치	4회
싱글 레그 스트레칭	8회
더블 레그 스트레칭	4회
롤 오버	4회
롤 업	1회
쏘우	4회
스완	4~8회
롤 다운	1회
상복부 컬스	8회
롤 업	1회
사이드 킥	각 2회
패럴 스쿼트(스탠딩)	4회
베이직 바운스	8회
치킨 윙스	8회
드럼치기	8회
평행 점프	4회
턴 아웃 점프	4회
스타 점프	4회
라이 백 스트레칭	4회
월 스완	4회
컨트롤 프론트 / 백	1회

동작	횟수
푸쉬업	8회
무릎 스트레칭	8회
스위밍 레그	16회
휴식자세	

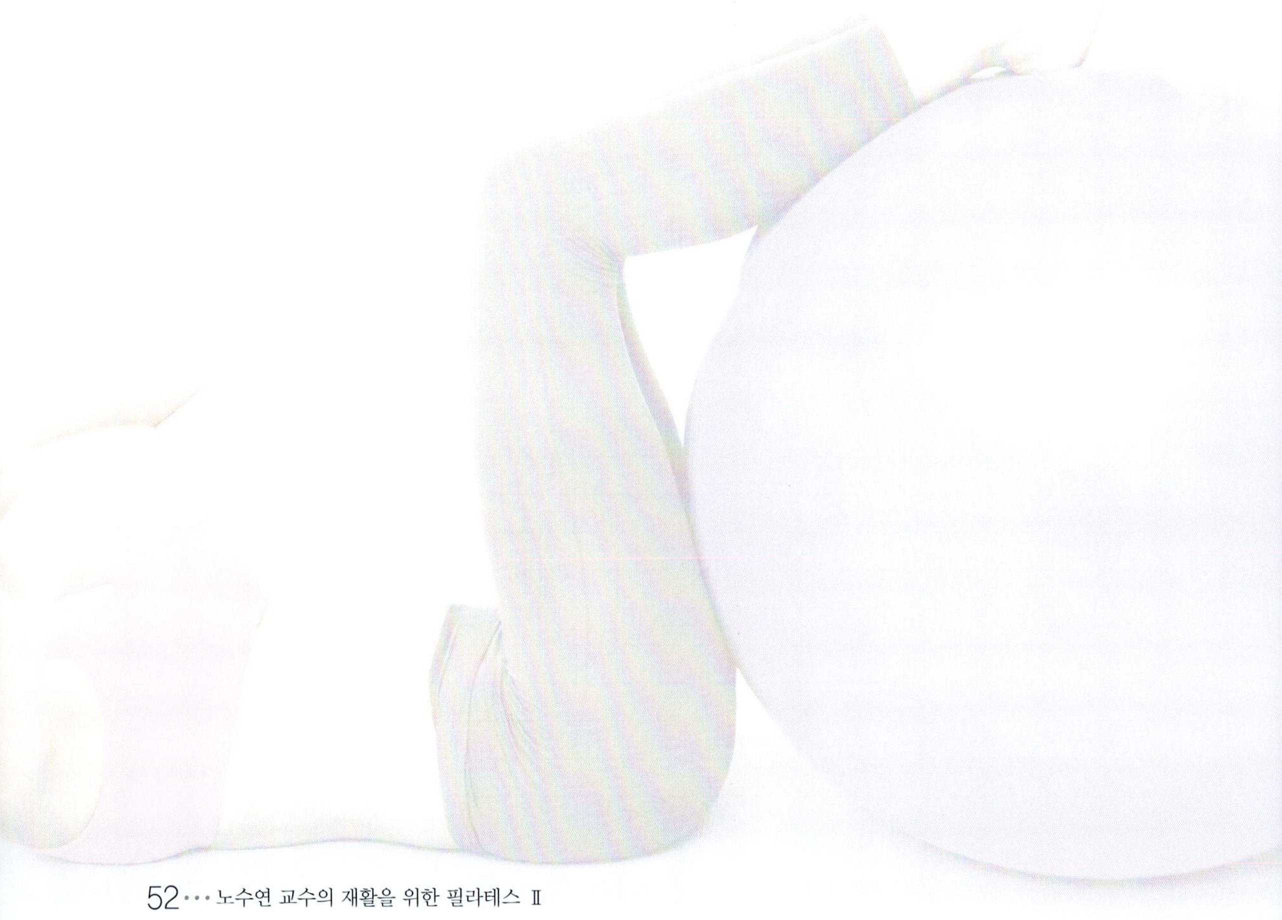

신체별 근육강화 링(매직서클) 프로그램

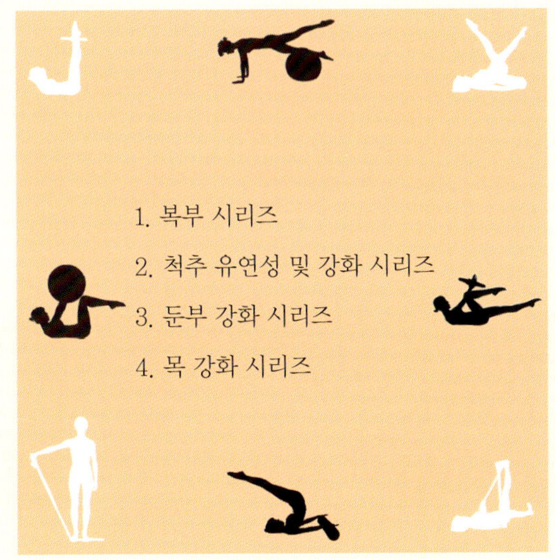

1. 복부 시리즈

2. 척추 유연성 및 강화 시리즈

3. 둔부 강화 시리즈

4. 목 강화 시리즈

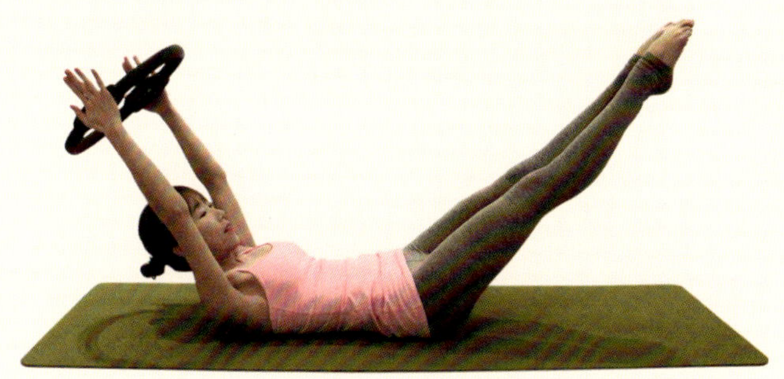

1. 복부 시리즈

01 심복부 인지(Deep Abdominal Cue)

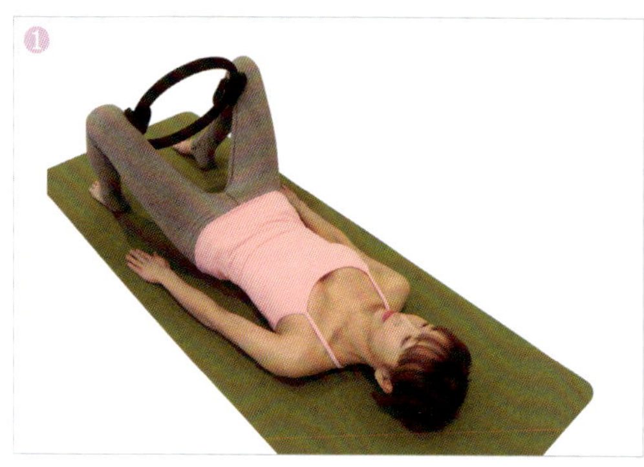
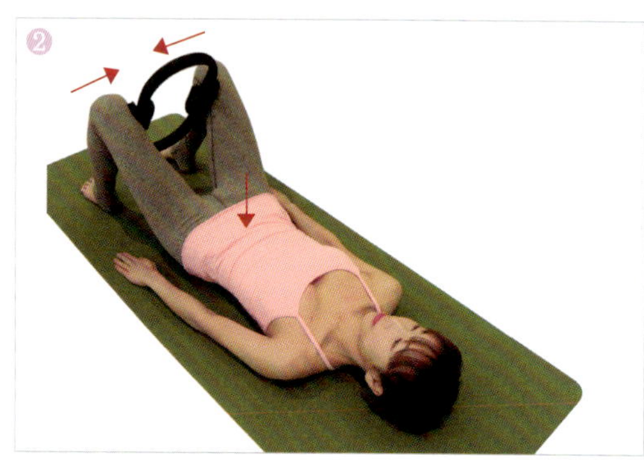

▶ **초급 / 횟수** 5회

▶ **준비자세** 천장을 보고 눕는다. 링을 양쪽 무릎 사이에 끼우고 무릎을 굽힌다. 양팔은 윈도우 프레임 포지션으로 매트에 내려 놓는다.

▶ **동작순서**

들숨 : 준비한다.

날숨 : 링을 조이면서 복부가 척추쪽으로 내려가도록 복근을 당겨준다. 심복부가 딱딱해지는 것을 느껴야한다.

▶ **지도방법** 숨을 들이쉬는 동안 링을 이완하고 허벅지 안쪽을 쉬게 한다.

▶ **이미지** 다리의 움직임이 복부로부터 이루어진다고 상상한다.

▶ **목적**
- 허벅지 안쪽 강화
- 심복부를 수축
- 복사근과 허벅지 안쪽을 서로 연결한다.

▶ **주의사항** 허벅지 근육을 조일 때 척추를 중립으로 유지한다.

02 상복부 컬스(Upper Abdominal curls)

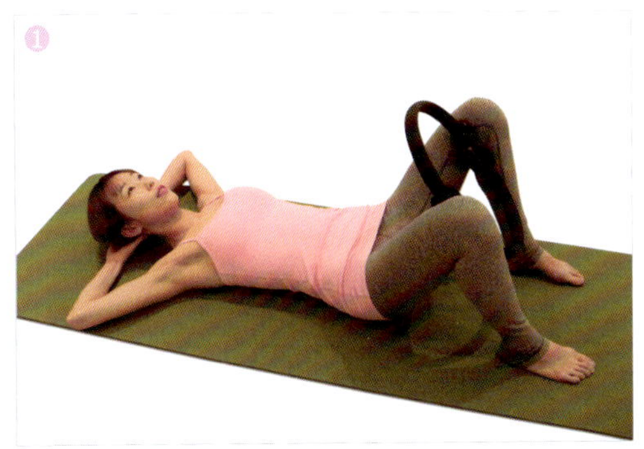 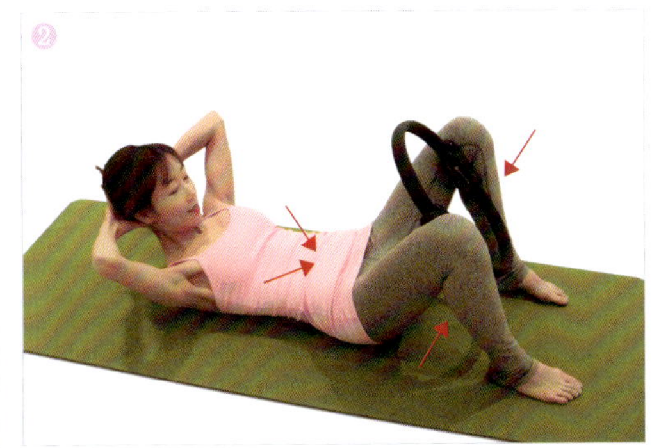

▶ **초급 / 횟수** 5회

▶ **준비자세** 천장을 보고 눕는다. 링을 양쪽 무릎 사이에 끼우고 무릎을 굽힌다.
양손은 머리 뒤에서 깍지를 끼우고 팔꿈치를 넓게 벌린다.

▶ **동작순서**
들숨 : 준비한다.
날숨 : 들숨의 반만 내쉬면서 링을 조여준다. 나머지 반을 내쉬면서 머리를 매트
에서 올리고 필라테스 복부 자세로 몸을 굽혀 올린다.

▶ **지도방법** 신체를 말아올릴 때 척추를 중립으로 유지한다.

▶ **이미지** 신체를 말아올릴 때 등상부를 스트레칭한다고 상상한다.

▶ **목적**
- 허벅지 안쪽, 복부, 목굴근 강화
- 등 상부와 목 뒤 스트레칭

▶ **주의사항** 허리를 평평하게 하지 않는다.

03 브리지(Bridge)

▶ **초급 / 횟수** 3회

▶ **준비자세** 천장을 보고 눕는다. 링을 양쪽 무릎 사이에 끼우고 무릎을 굽힌다. 양팔은 윈도우 프레임 포지션으로 매트에 내려 놓는다.

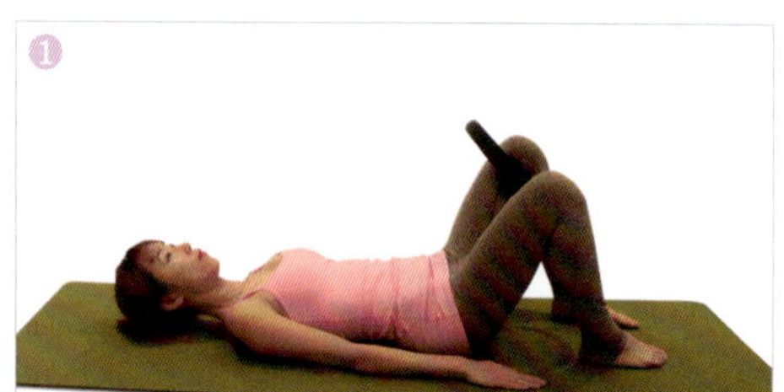

▶ **동작순서**

들숨 : 준비한다.

날숨 : 척추 분절하여 꼬리뼈가 마루에서 떨어지도록 몸을 말아올린다.

들숨 : 브리지 자세를 유지한다.

날숨 : 척추를 하나씩 매트에 내려놓는다고 생각하며 준비 자세로 돌아온다.

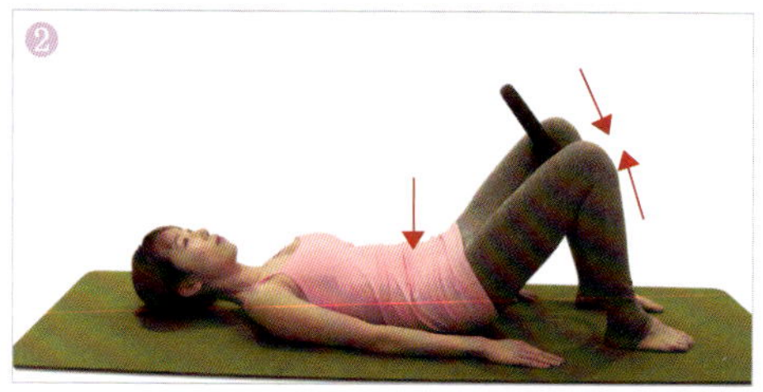

▶ **지도방법**

• 브리지를 만들 때 복부를 조인 상태로 유지한다.

• 브리지를 만들 때 어깨에서 무릎까지 긴 선이 되도록 한다.

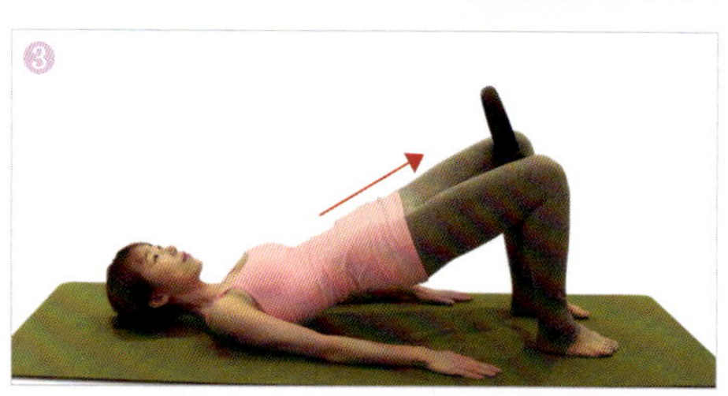

▶ **이미지** 척추를 분절하여 올라가고 내려갈 때 척추를 하나씩 움직인다고 상상한다.

▶ **목적**

• 척추 분절

• 햄스트링과 둔근 강화

▶ **주의사항**

• 너무 높게 올려서 등을 과도하게 펴지 않는다.

• 무리한 것 같으면 자세를 낮추고 복부와 둔근을 조인다.

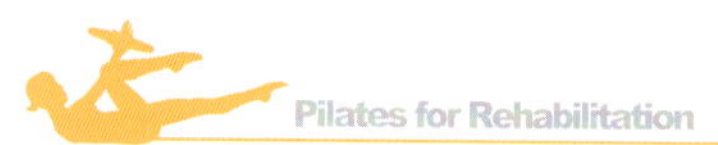

04 싱글 레그 롤업(Single-Leg Roll-Up)

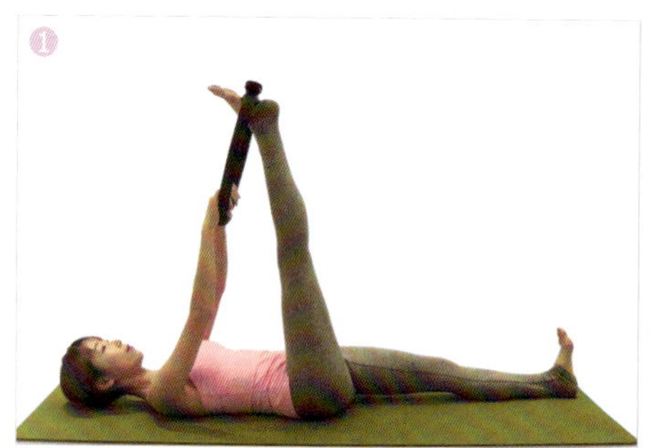

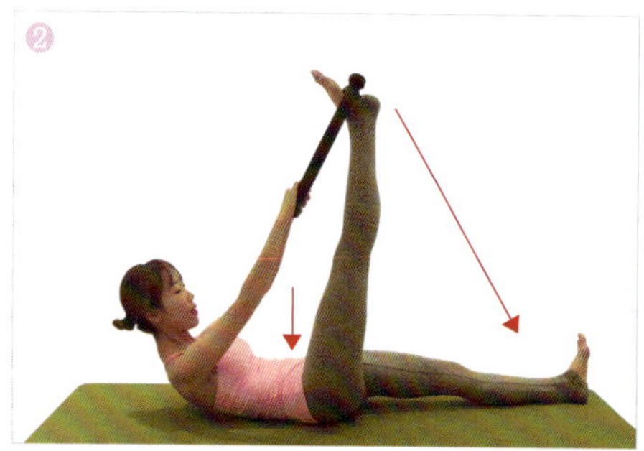

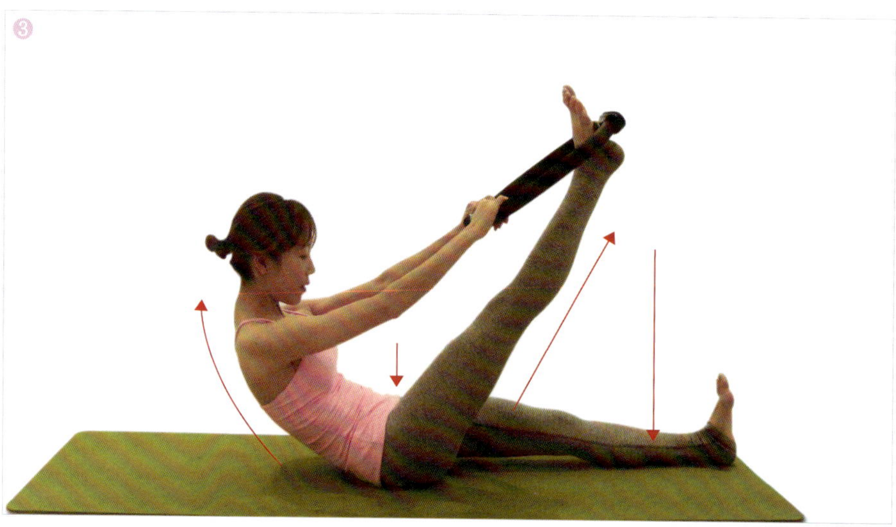

▶ **중급 / 횟수** 양쪽 4회

▶ **준비자세** 바르게 누운 자세에서 한쪽 다리는 매트에 곧게 뻗고 반대쪽 다리는 링에 걸어 천장 방향으로 뻗어준다. 양손은 링의 한쪽 핸들을 잡는다.

▶ **동작순서**

들숨 : 준비한다.

날숨 : 복부를 척추 방향으로 끌어당겨 척추를 분절하여 일으킨다.

들숨 : 척추 아래부터 올라오며 링 안의 다리를 최대한 들어올린다.

날숨 : 척추를 하나씩 내리며 준비자세로 내려온다.

▶ **지도방법**

- 뻗는 다리를 통한 힘을 이용한다.
- 어깨는 귀에서 멀어지게 한다.
- 양팔을 바닥으로 내릴 때 등이 아치형이 되지 않도록 주의한다.

▶ **이미지** 상체가 올라왔을 때 정수리를 위로 끌어당긴다고 상상한다.

▶ **목적**

- 복부와 고관절 전방 굴근의 강화
- 척추 분절
- 햄스트링 스트레칭

▶ **주의사항** 상체를 긴장시키지 않는다(목을 이완시키고 팔꿈치를 넓게 한다).

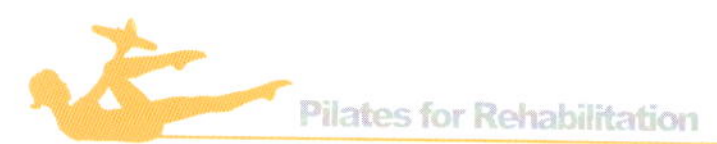

05 롤 오버(Roll Over)

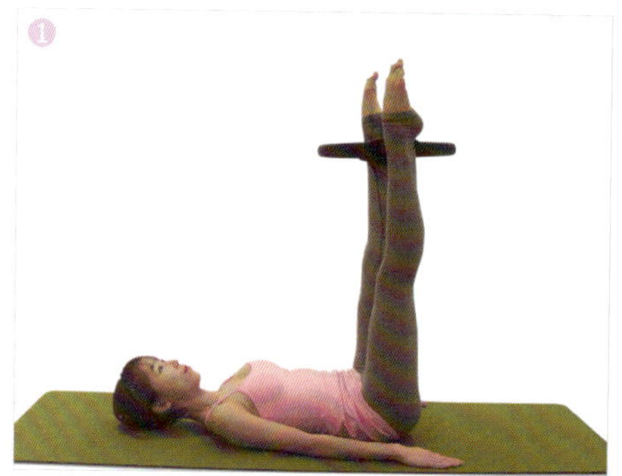

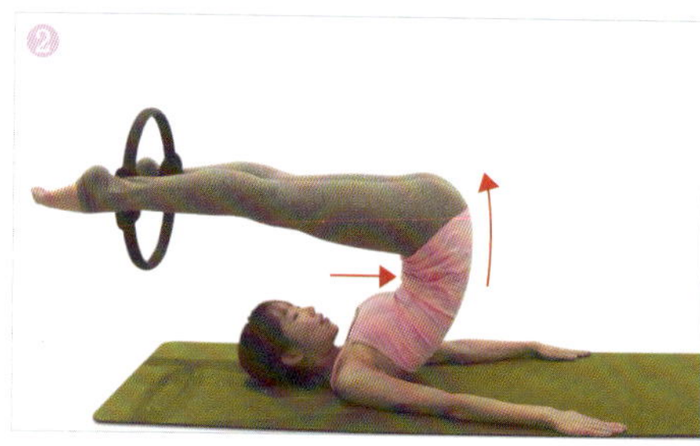

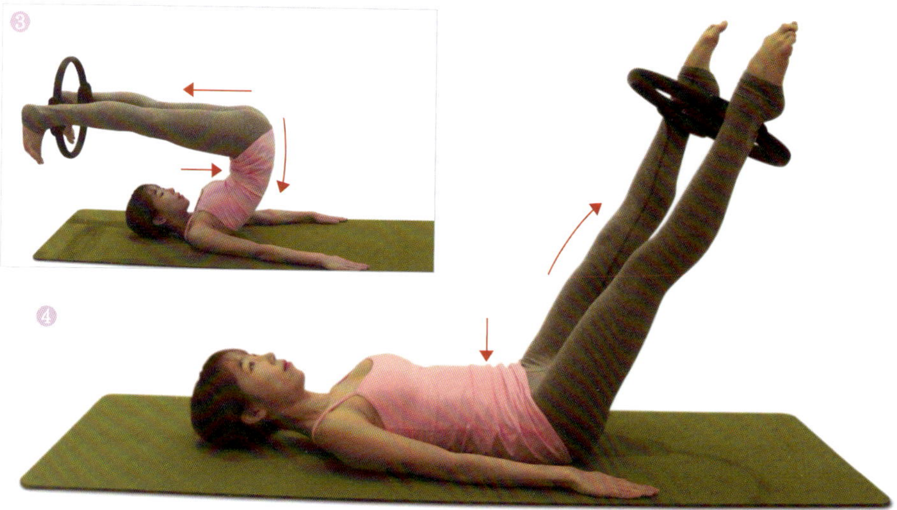

▶ **중급** / **횟수** 4회

▶ **준비자세** 바르게 누운 자세에서 발목 사이에 링을 끼우고 두 다리를 천장 방향으로 곧게 뻗는다. 양팔은 윈도우 프레임 포지션으로 매트에 내려놓는다.

▶ **동작순서**

들숨:준비한다.

날숨:링을 머리 뒤로 넘기면서 복부를 수축한다.

들숨:발목은 플렉스한다.

날숨:척추를 하나씩 말아내리고 엉덩이가 마루에 닿을 때까지 복부를 수축해서 내린다.

들숨:다리를 사선으로 내린다.

▶ **지도방법**

• 어깨의 긴장을 푼다.

• 뒤로 구를 때 복부를 사용하여 척추를 분절한다.

▶ **이미지** 척추를 분절하여 올라오고 내려올 때 척추를 하나하나 떨어뜨린다고 상상한다.

▶ **목적**

• 척추의 스트레칭과 분절

• 복부, 허벅지 안쪽, 삼두근, 광배근의 강화

▶ **주의사항** 목으로 구르지 않는다.

06 싱글 레그 스트레칭(Single-Leg Stretch)

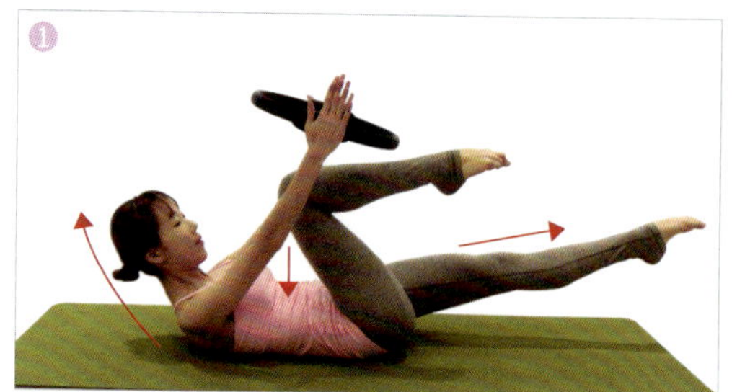
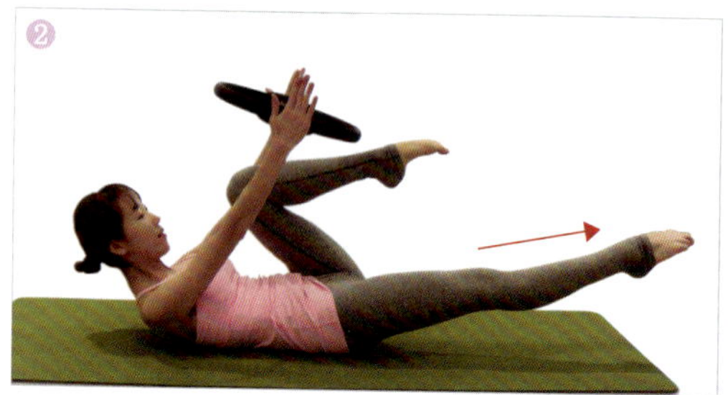

▶ **초급/횟수** 교대로 16회

▶ **준비자세** 바르게 누운 자세에서 우측 무릎은 가슴을 향해 접고 좌측 다리는 사선으로 길게 뻗는다. 링은 양손으로 부드럽게 잡고 사선 앞으로 뻗어 상복부를 말아 올린다.

▶ **동작순서**

들숨 : 시작하면서 우측 다리를 길게 뻗고 좌측 무릎을 가슴으로 당긴다.

날숨 : 다리를 바꾼다.

▶ **지도방법**

• 어깨의 긴장을 푼다.

• 전거근을 사용하여 링을 조인다.

▶ **이미지** 복부에서부터 힘이 시작된다고 상상하면서 다리를 뻗어준다.

▶ **목적**

• 목굴근, 복부, 고관절 전방 굴근, 광배근 강화

• 허리의 안정화

▶ **주의사항** 다리가 움직일 때 몸이 흔들리지 않도록 주의한다.

07 더블 레그 스트레칭(Double-Leg Stretch)

▶ **중급 / 횟수** 6회

▶ **준비자세** 바르게 누운 자세에서 양쪽 무릎을 가슴을 향해 접는다. 링은 양손으로 부드럽게 잡고 사선 앞으로 뻗어 상복부를 말아 올린다.

▶ **동작순서**

들숨 : 준비한다.

날숨 : 복부를 수축해 두 다리를 사선으로 길게 뻗고 링은 귀 옆으로 뻗는다.

준비자세로 돌아온다.

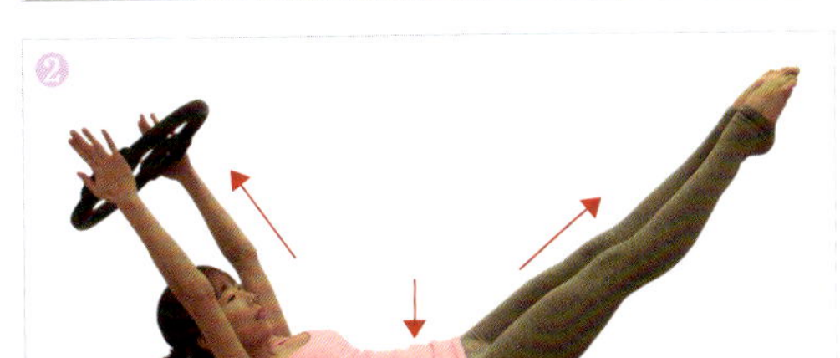

▶ **지도방법**

- 팔을 귀 옆으로 뻗을 때 머리가 뒤로 넘어가지 않도록 한다.
- 팔과 다리만 움직여야 한다는 점에 유의한다.
- 링이 아닌 복부에 집중하면서 머리를 완전히 안정된 상태로 유지한다.

▶ **이미지** 복부에서부터 힘이 시작된다고 상상하면서 팔과 다리를 뻗어준다.

▶ **목적**

- 목굴근, 복부, 고관절 전방 굴근, 광배근 강화
- 허리의 안정화

▶ **주의사항**

- 다리를 뻗는 모든 동작에서는 복부협력근을 이용해 허리를 보호한다.
- 목의 통증이 심하면 하지 않는다.

08 더블 레그 로어스(Double-Leg Lowers)

▶ **중급 횟수** 10회

▶ **준비자세** 바르게 누운 자세에서 발목 사이에 링을 끼우고 두 다리를 천장 방향으로 곧게 뻗는다. 양손은 머리 뒤에서 깍지를 끼우고 팔꿈치를 넓게 열어 상복부를 말아올린다.

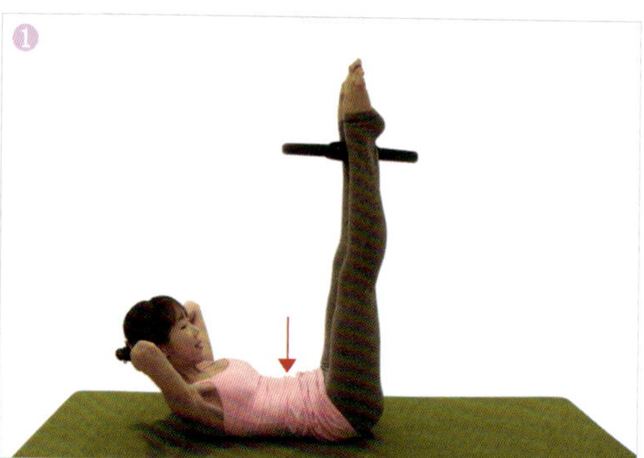

▶ **동작순서**

들숨 : 준비한다.

날숨 : 허리를 마루에 평평하게 하고 복부를 조여 다리를 낮게 뻗어 내린다.

들숨 : 올리는 동작을 강조하여 힘있게 준비자세로 돌아간다.

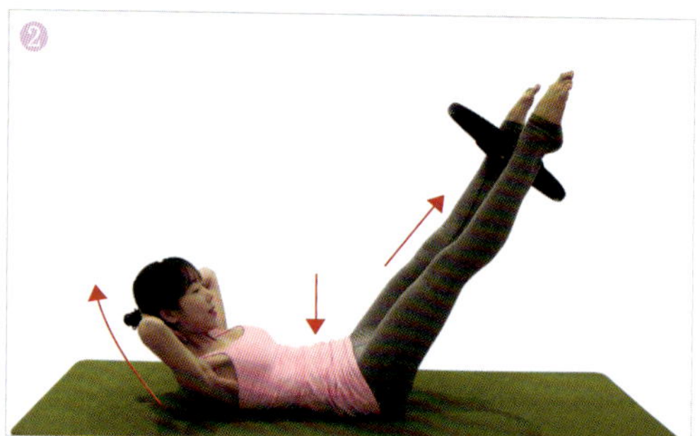

▶ **지도방법**

• 다리를 올리는 동작을 강조한다.

• 허리보호를 위해 허리를 평평하게 유지하는 동안 최대한 다리를 낮게 뻗고 복부를 조인다.

▶ **이미지** 다리가 깃털처럼 가볍다고 상상한다.

▶ **목적**

• 목굴근, 복부, 고관절 전방 굴근 강화

• 허리의 안정화

▶ **주의사항** 목의 통증이 심하면 하지 않는다.

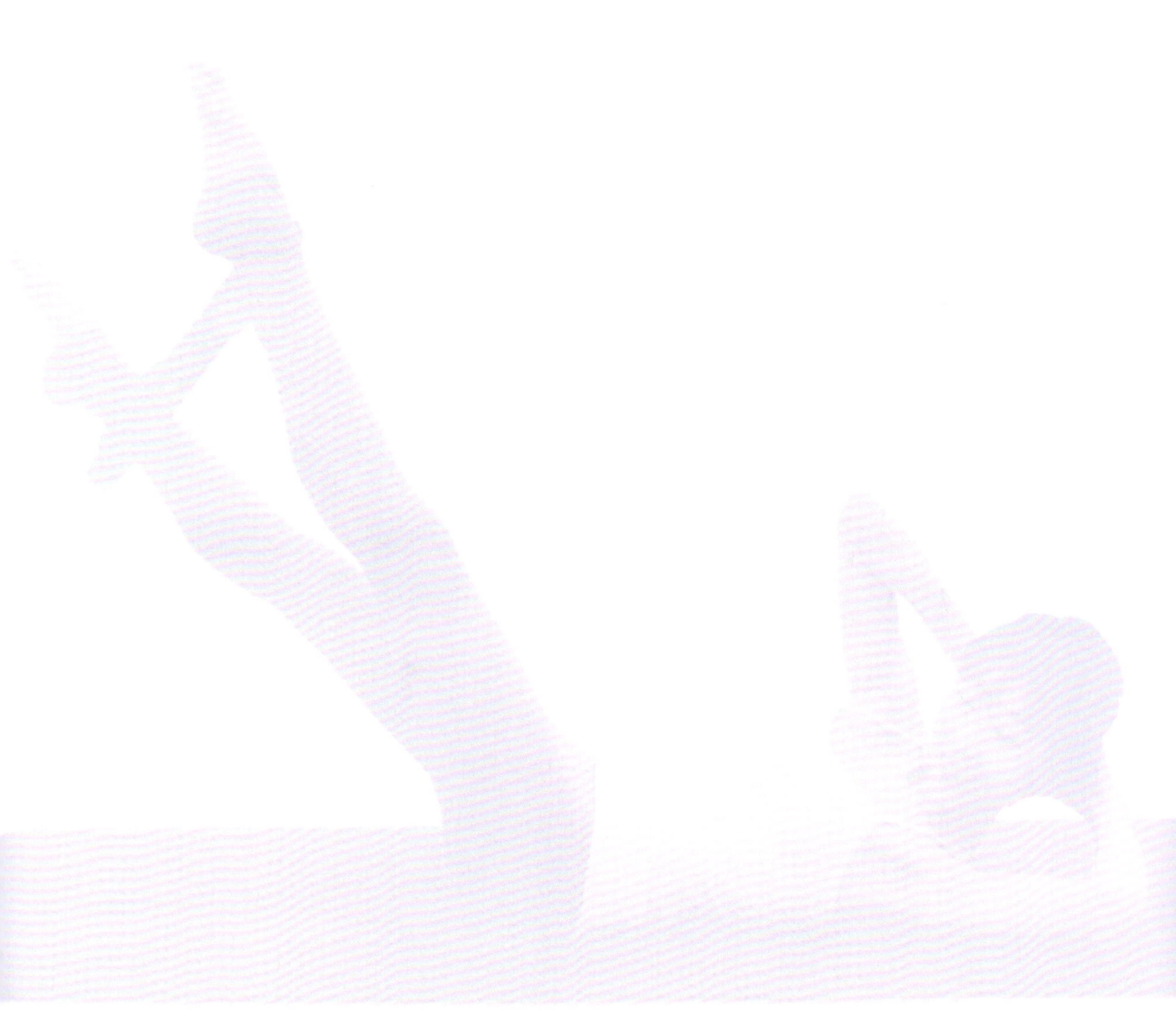

09 크리스 크로스(Criss Cross)

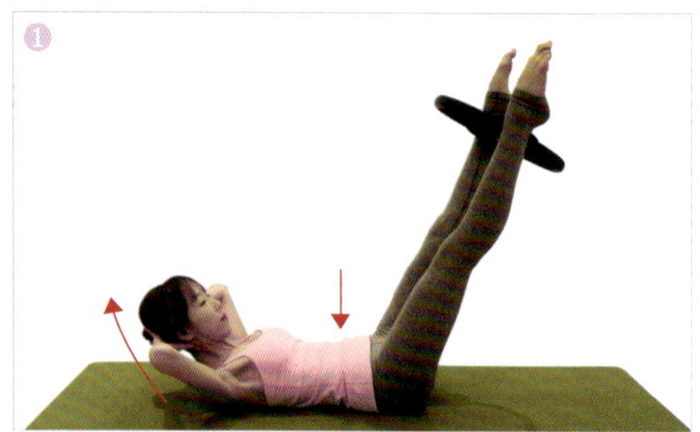

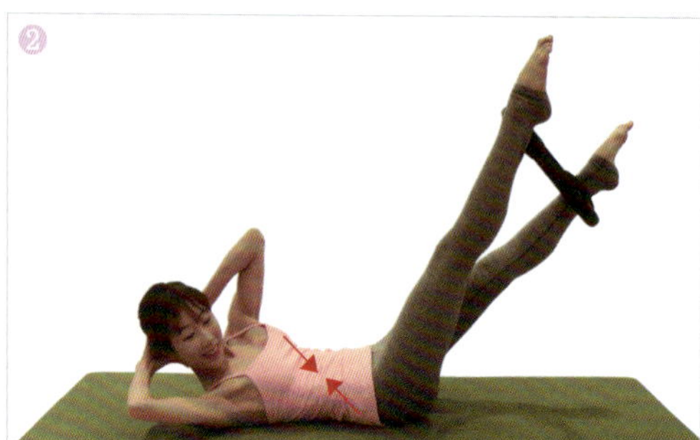

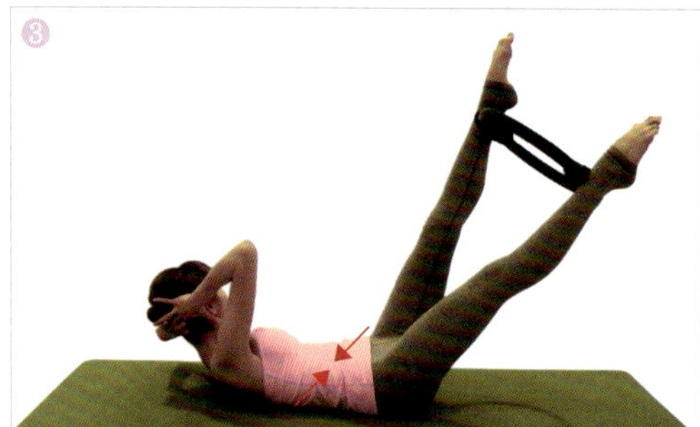

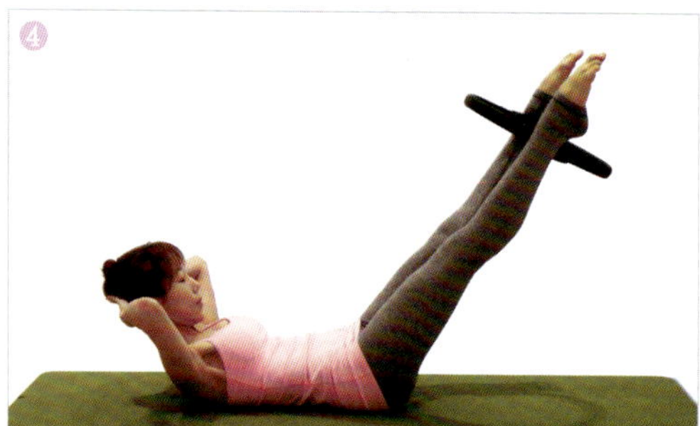

▶ **중급 / 횟수** 교대로 16회

▶ **준비자세** 바르게 누운 자세에서 발목 사이에 링을 끼우고 두 다리를 천장 방향으로 곧게 뻗는다. 양손은 머리 뒤에서 깍지를 끼우고 팔꿈치를 넓게 열어 상복부를 말아올린다.

▶ **동작순서**

들숨 : 준비한다.

날숨 : 링을 다리 사이에서 회전을 시키면서 한쪽 팔꿈치를 반대편 무릎 방향으로 뻗는다.

들숨 : 준비자세로 돌아온다.

날숨 : 다른 팔꿈치를 반대편 무릎 방향으로 뻗는다.

▶ **지도방법**

- 팔꿈치를 넓게 벌려서 팔이 아닌 몸통을 비틀도록 주의한다.
- 상체가 필라테스 복부 자세에서 내려오지 않도록 주의한다.

▶ **이미지**

- 상체를 비틀 때 견갑골이 앞면을 감싸고 등으로부터 몸통을 회전시킨다고 생각한다.
- 자신의 흉골이 마루에 붙어 있는 회전기구처럼 돌고 있다고 상상한다.

▶ **목적** 목굴근, 허벅지 안쪽, 고관절 전방 굴근, 복부 강화

▶ **주의사항** 목을 이완하여 어깨의 힘을 풀어주도록 한다.

10 시져(Scissors)

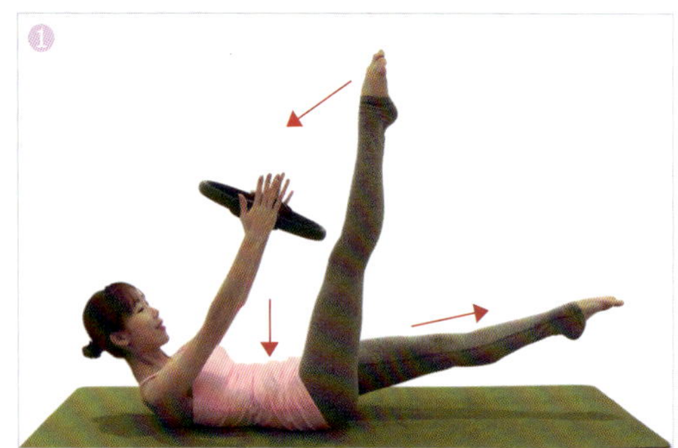 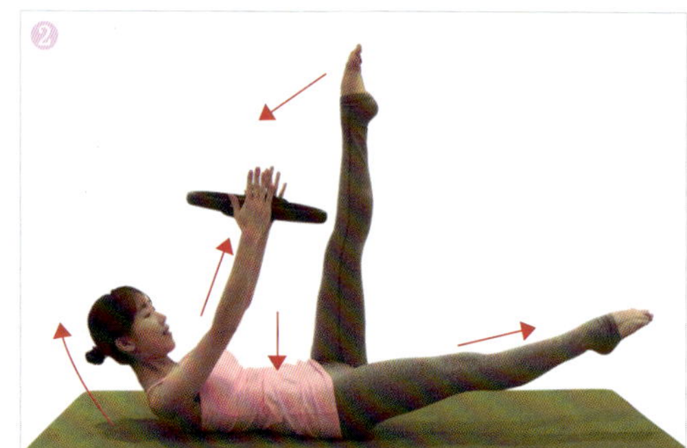

▶ **중급 / 횟수** 교대로 20회

▶ **준비자세** 바르게 누운 자세에서 링을 양손으로 부드럽게 잡고 사선 앞으로 뻗어 상복부를 말아올린다. 한쪽 다리는 매트와 닿지 않을 정도로 아래로 뻗고 반대쪽 다리는 천장 방향으로 뻗는다.

▶ **동작순서**

들숨 : 천장 방향으로 뻗은 다리를 부드럽게 코를 향해 당긴다.

날숨 : 다리를 바꾼다.

▶ **지도방법**

- 다리는 완전히 편 상태를 유지한다.
- 햄스트링이 경직된 상태이면 반드시 대퇴사두근을 이용해야 한다.

▶ **이미지** 발끝에서 레이저 광선이 나온다고 상상하며 쭉 뻗어준다.

▶ **목적**

- 목굴근, 복부, 고관절 전방 굴근, 광배근 강화
- 허리의 안정화

▶ **주의사항** 목의 통증이 심하면 하지 않는다.

11 티저(Teaser)

▶ **고급 / 횟수** 4회

▶ **준비자세** 바르게 누운 자세에서 발목 사이에 링을 끼우고 두 다리를 천장 방향으로 곧게 뻗는다. 양손은 윈도우 프레임 포지션으로 매트에 내려놓고 손바닥은 천장을 향한다.

▶ **동작순서**

들숨 : 준비한다.

날숨 : 팔과 다리를 사선 방향으로 뻗는다.

들숨 : 정점에서 머문다.

날숨 : 척추를 말아서 내려온다.

▶ **지도방법**

- 어깨와 귀가 멀어진 상태에서 한다.
- 티저 자세로 말아올리기 시작할 때 견갑골을 등으로 내린다.

▶ **이미지** 손으로 물을 퍼올린다고 생각하며 길게 뻗는다.

▶ **목적**

- 복부와 고관절 전방 굴근의 강화
- 척추 분절

▶ **주의사항** 햄스트링이 경직되면 동작이 잘 되지 않으므로 다이아몬드 모양을 만들거나 무릎을 굽혀서 한다.

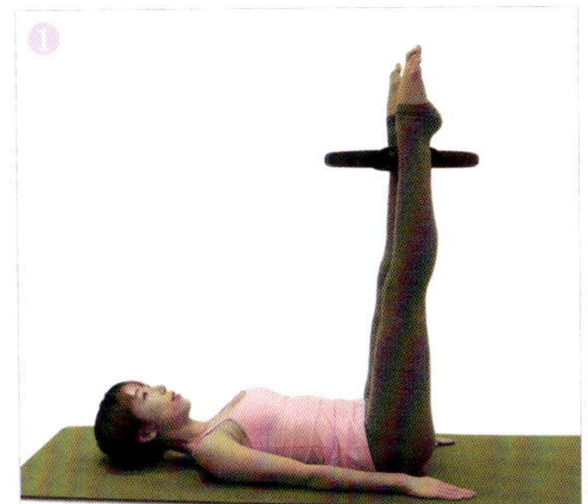

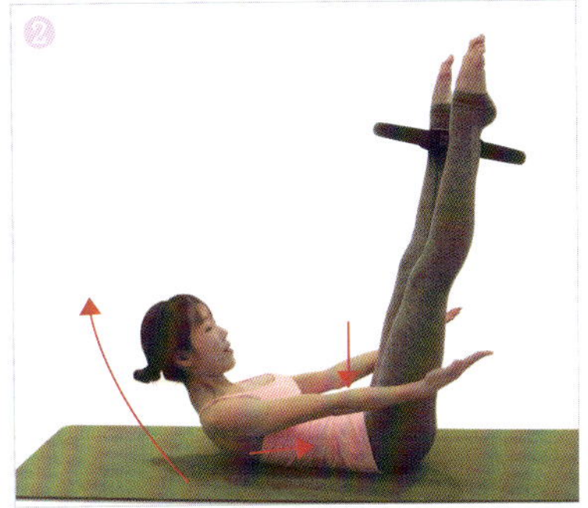

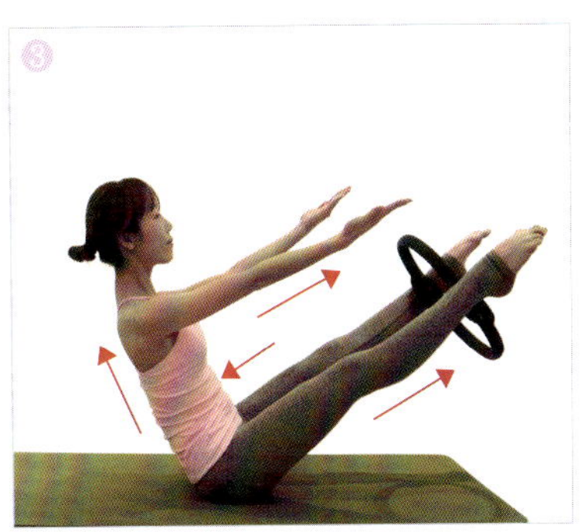

2. 척추 유연성 및 강화 시리즈

01 롤링 라이크 어 볼(Rolling like a ball)

▶ **초급 / 횟수** 5회

▶ **준비자세** 바르게 앉은 자세에서 링의 한쪽 핸들을 양손으로 잡고 반대쪽 핸들에 양발을 걸어준다. 무릎을 가슴 방향으로 굽히고 꼬리뼈 바로 뒤에 균형점을 잡고 허리를 약간 둥글게 유지한다.

▶ **동작순서**

들숨 : 준비한다.

날숨 : 견갑골을 향해서 뒤로 구른다.

들숨 : 다시 돌아온다.

▶ **지도방법** 목 위로 구르지 않고 견갑골 사이로 균형을 잡는다.

▶ **이미지** 모든 척추가 바닥에 닿도록 노력하면서 구를 때 척추를 마사지한다고 상상한다.

▶ **목적**

• 척추 분절

• 복부, 햄스트링, 허벅지 안쪽 강화

▶ **주의사항** 목의 통증이 심하면 하지 않는다.

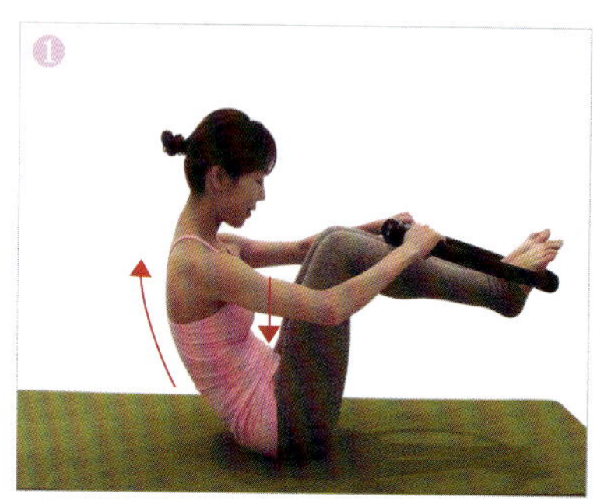

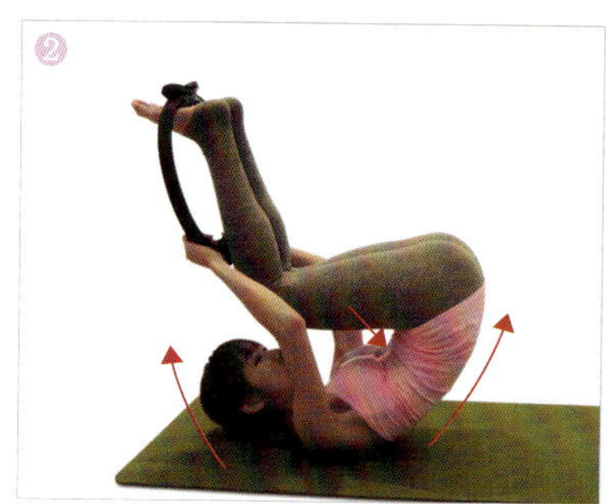

02 스트레이트 레그 락커(Straight-Leg Rocker)

▶ **고급 / 횟수** 5회

▶ **준비자세** 티저 자세에서 링의 한쪽 핸들은 양손으로 잡고 반대쪽 핸들에 양발을 걸어준다. 링과 다리를 반대로 저항한다고 생각하며 몸의 균형점을 유지한다.

▶ **동작순서**

들숨 : 준비한다.

날숨 : 견갑골을 향해서 뒤로 구른다.

들숨 : 준비자세를 찾아 균형점을 잡는다.

▶ **지도방법**

• 준비자세로 돌아올 때 균형점을 찾도록 한다.

• 목 부위의 긴장을 풀어 어깨를 내린다.

• 목 위로 구르지 않고 견갑골 사이로 균형을 잡는다.

▶ **이미지** 뒤로 구를 때 다리 뒤에 영향을 주기 위해서 발로 민다고 생각한다.

▶ **목적**

• 척추 분절

• 복부, 햄스트링, 허벅지 안쪽 강화

▶ **주의사항** 목의 통증이 심하면 하지 않는다.

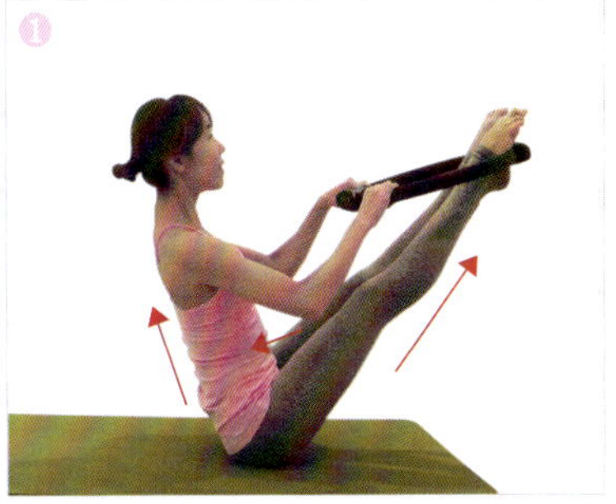

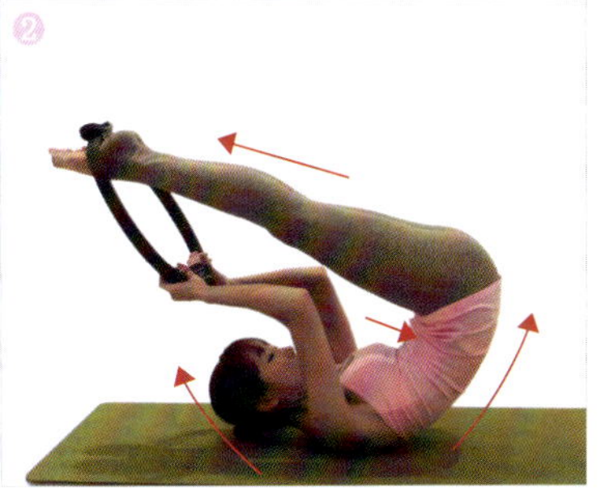

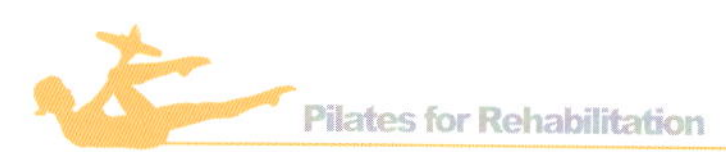

03 오픈 레그 락커(Open-Leg Rocker)

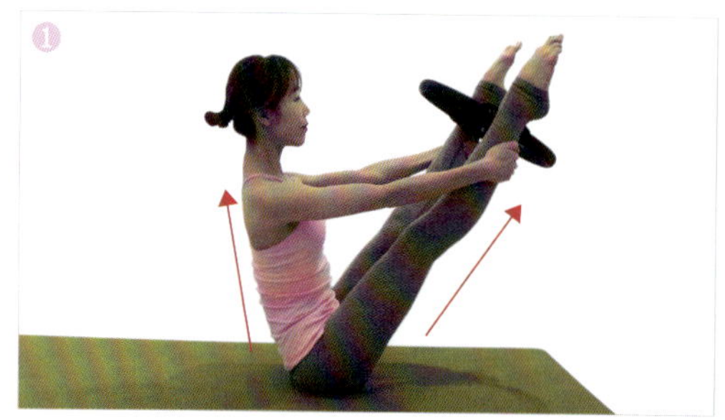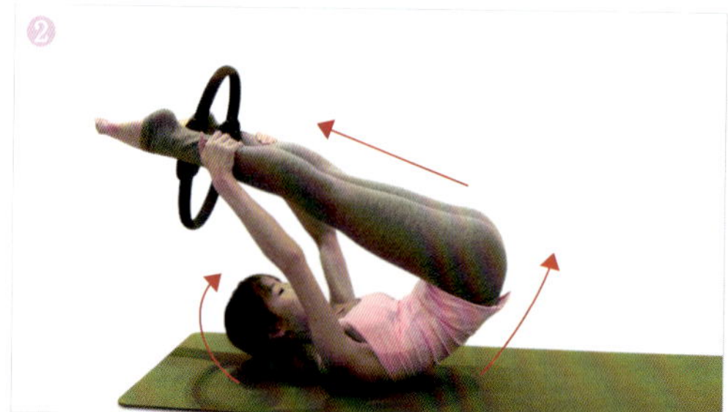

▶ **고급 / 횟수** 5회

▶ **준비자세** 티저 자세에서 링을 발목 사이에 끼우고 종아리를 잡아 다리를 뻗는다. 몸은 균형점을 유지한다.

▶ **동작순서**

들숨 : 준비한다.

날숨 : 견갑골을 향해 뒤로 구른다.

들숨 : 준비자세를 찾아 균형점을 찾는다.

▶ **지도방법**

- 준비자세로 돌아올 때 균형점을 찾도록 한다.
- 목 부위의 긴장을 풀고 어깨를 내린다.
- 목 위로 구르지 않고 견갑골 사이로 균형을 잡는다.

▶ **이미지** 뒤로 구를 때 다리 뒤에 영향을 주기 위해서 발로 민다고 생각한다.

▶ **목적**

- 척추 분절
- 복부, 햄스트링, 허벅지 안쪽 강화

▶ **주의사항**

목의 통증이 심하면 하지 않는다.

04 스파인 스트레이치 포워드(Spine Stretch Forward)

▶ **초급 / 횟수** 3회

▶ **준비자세** 바르게 앉은 자세에서 양쪽 다리
는 골반 너비로 벌린다. 다리를 곧게 뻗고
발볼은 몸쪽으로 살짝 당겨준다. 팔을 앞
으로 뻗어서 다리 사이의 링 위에 놓는다.

▶ **동작순서**

들숨 : 준비한다.

날숨 : 허리를 편 상태에서 배꼽을 척추 방
향으로 당기면서 척추 아래에서 머리까지
등을 앞, 위 방향으로 숙여 C커브를 만든
다.

들숨 : 똑바로 앉은 자세로 돌아간다.

▶ **지도방법** 엉덩이가 떨어지지 않도록 주의
한다.

▶ **이미지** 팔을 앞으로 뻗기 위해서 무릎 위
에 있는 큰 공을 넘는다고 상상한다.

▶ **목적**

- 꼬리뼈에서 머리까지 척추 신전
- 척추 분절

▶ **주의사항** 햄스트링이 긴장되면 준비자세에서 똑바로 앉을 수 없으므로 무릎을
굽히거나, 엉덩이 아래에 매트를 말아서 높게 앉는다.

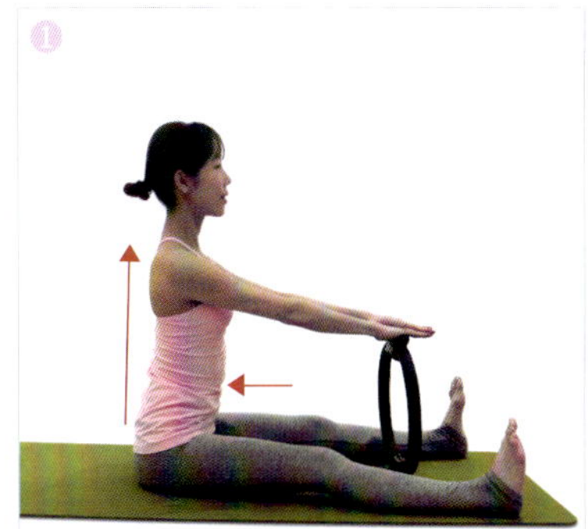

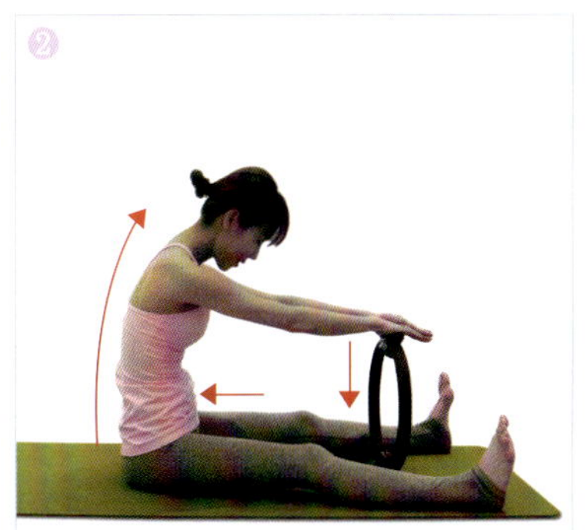

3. 둔부 강화 시리즈

01 스완(Swan)

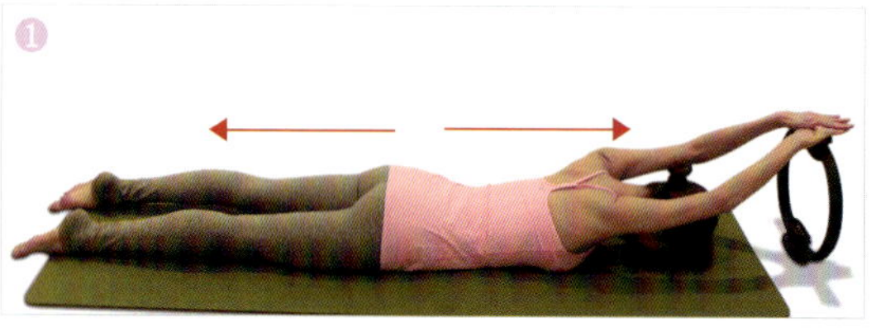

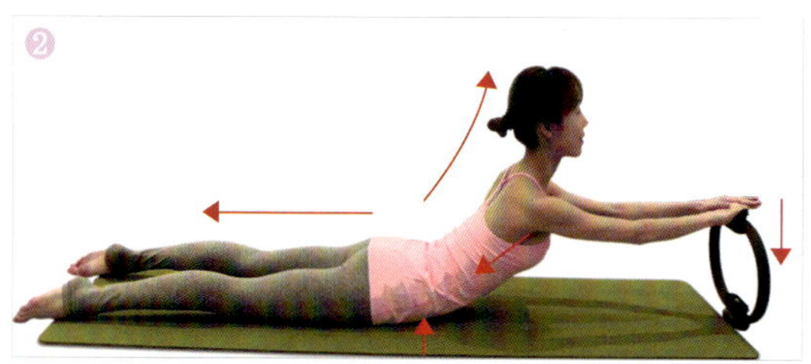

▶ **초급/횟수** 4회

▶ **준비자세** 엎드린 상태에서 이마를 매트에 대고 팔을 링 위에 놓는다. 발바닥을 위로 향해 펴고 골반 너비로 벌린다.

▶ **동작순서**

들숨: 준비한다.

날숨: 귀와 어깨 간격이 멀어지도록 날개뼈가 엉덩이로 내려간다 생각하며 링을 누른다. 머리와 상체를 들어올려 매트에서 떨어뜨린다.

들숨: 준비자세로 돌아온다.

▶ **지도방법**

• 어깨를 내리고 목을 길게 유지한다.

• 머리는 힘없이 늘어지지 않고 척추를 따라 활 모양을 이루어야한다.

▶ **이미지** 머리를 들어올릴 때 마루에서 개미가 앞으로 기어가는 것을 본다고 상상한다.

▶ **목적**

• 등과 목 신전의 강화

• 광배근과 흉근 스트레칭

▶ **주의사항**

• 허리에 압박을 느끼면 최대한 복부를 조인다.

• 그래도 좋아지지 않으면 자세를 낮춘다.

02 더블 레그 킥스(Double-Leg Kicks)

▶ **중급** / **횟수** 4회

▶ **준비자세** 엎드린 상태에서 머리를 우측 방향으로 놓고 무릎을 90도로 구부려 링을 발목 사이에 끼운다. 손가락을 뒤로 깍지 끼고 팔꿈치는 최대한 굽혀 놓는다.

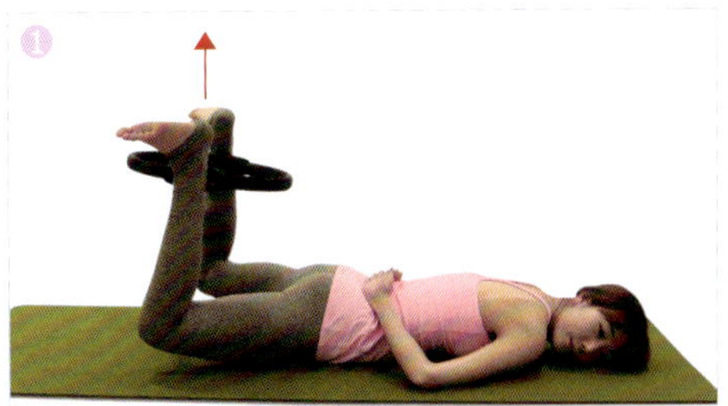

▶ **동작순서**

들숨: 발목으로 링을 조이며 위로 3회 올린다.

날숨: 다리를 뒤로 뻗어 허벅지가 매트에서 떨어지도록 들어올린다. 이때 팔도 뒤로 뻗으며 머리와 상체가 매트에서 떨어지도록 들어올린다.

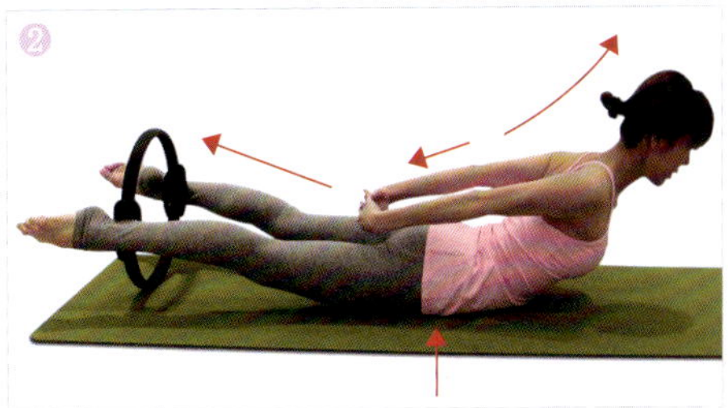

들숨: 바닥으로 몸을 붙이고 고개를 반대 방향으로 돌린다. 이때 무릎과 팔을 준비자세처럼 구부린다.

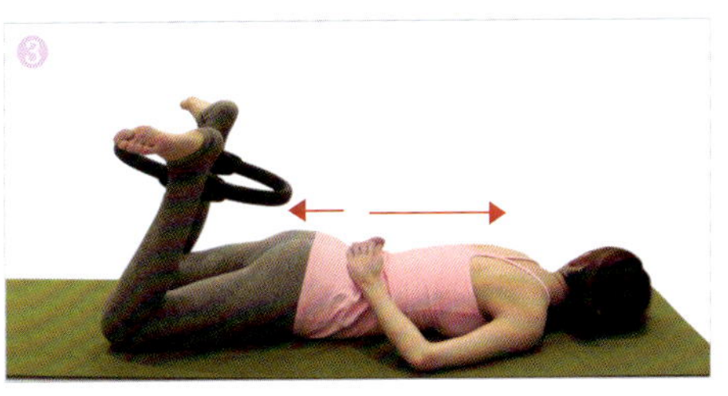

▶ **지도방법** 치골을 아래로 누르고 복부를 매트에서 들어 올리면서 골반이 흔들리지 않도록 유지한다.

▶ **이미지** 가슴에 헤드라이트가 있다고 상상하며 가슴을 편다.

▶ **목적**
- 엉덩이, 햄스트링, 허벅지 안쪽, 등, 목 신전 강화
- 가슴과 복부의 스트레칭

▶ **주의사항** 허리의 압박을 피하고 엉덩이가 최대한 작용하도록, 자극하는 동안 등을 활처럼 휘지 않게 주의한다.

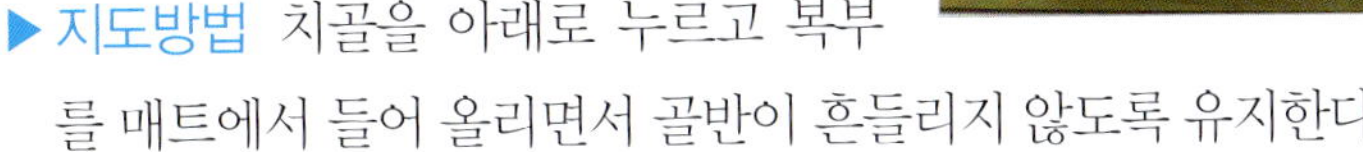

03 찰리 채플린(Chalie Chaplin)

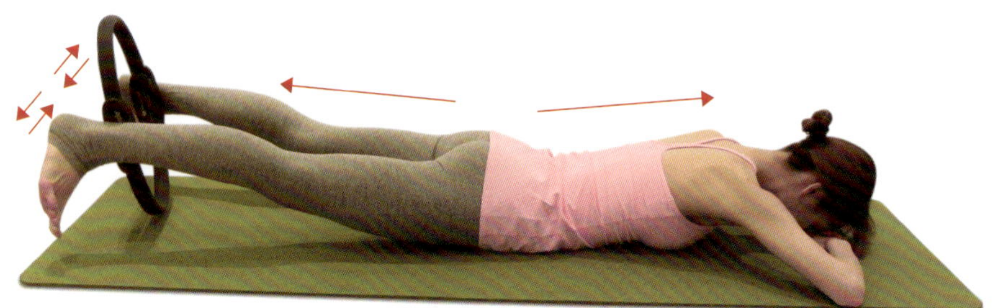

▶ 초급 / 횟수 10회

▶ 준비자세 엎드린 상태에서 손을 이마 아래 두고 다리를 펴서 외회전시킨다. 링을 발목 사이에 끼고 발볼을 몸쪽으로 살짝 당긴다.

▶ 동작순서 허벅지를 매트에서 떨어지도록 들어올리고 들숨과 날숨을 반복하며 링을 일정한 리듬으로 조여준다.

▶ 지도방법 호흡은 부드럽고 일정한 리듬으로 조여준다.

▶ 이미지 애플힙을 상상한다.

▶ 목적 엉덩이와 허벅지 뒤의 강화와 조절

▶ 주의사항 허리에 압력이 가해지지 않도록 다리를 지나치게 들어올리지 않는다.

4. 목 강화 시리즈

01 턱 누르기(Chin Squeeze)

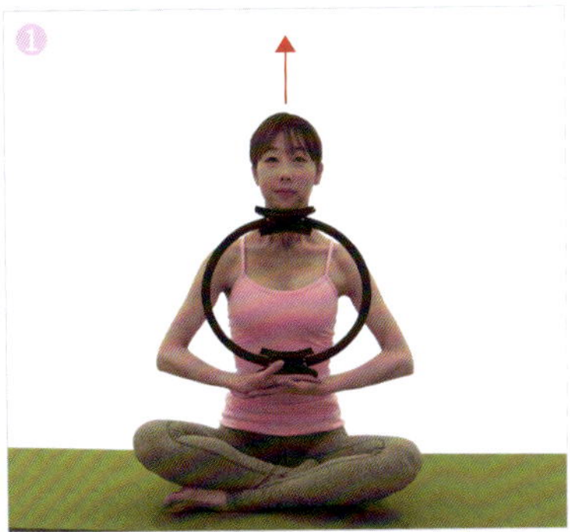

▶ **초급 / 횟수** 10회

▶ **준비자세** 책상다리를 하거나 의자에 앉아 링을 턱 밑에 대고 패드가 턱에 닿도록 한다.

▶ **동작순서**

들숨 : 준비한다.

날숨 : 턱으로 링을 아래로 누른다.

들숨 : 준비자세로 돌아온다.

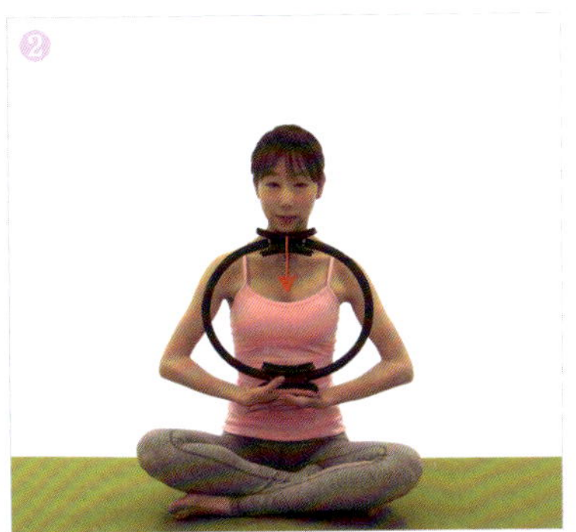

▶ **지도방법** 누를 때 턱이 앞으로 튀어나오지 않도록 주의한다.

▶ **이미지** 링을 아래로 누를 때 목 뒤를 늘인다고 생각한다.

▶ **목적**

• 목굴근 강화

• 고개를 앞으로 숙이는 자세 교정에 도움이 된다.

• 목에 끄는 힘이 생김

▶ **주의사항** 천천히 동작을 조절하며 특히 돌아오는 동작에서 주의한다.

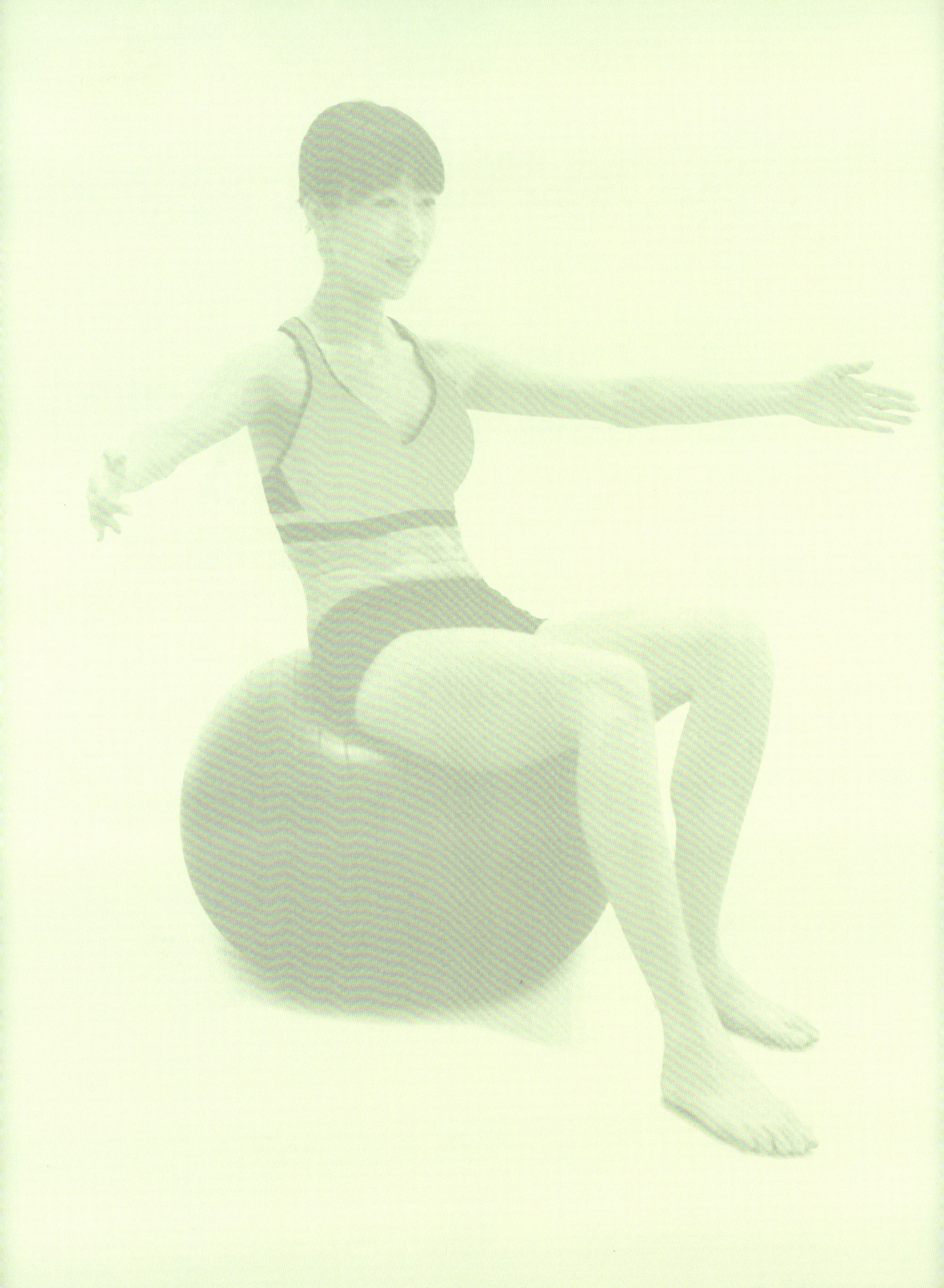

자세별 짐볼 프로그램

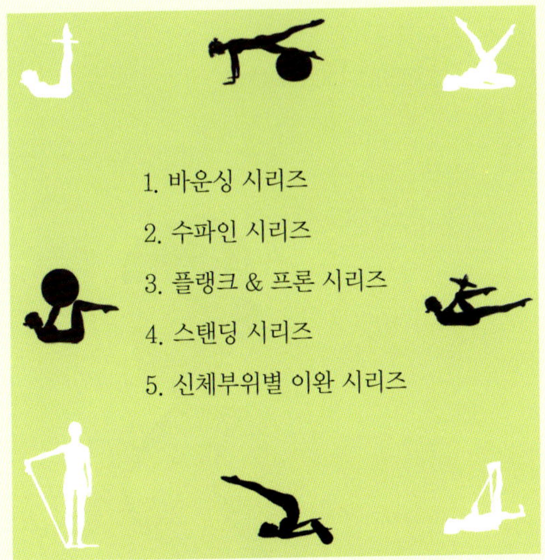

1. 바운싱 시리즈

2. 수파인 시리즈

3. 플랭크 & 프론 시리즈

4. 스탠딩 시리즈

5. 신체부위별 이완 시리즈

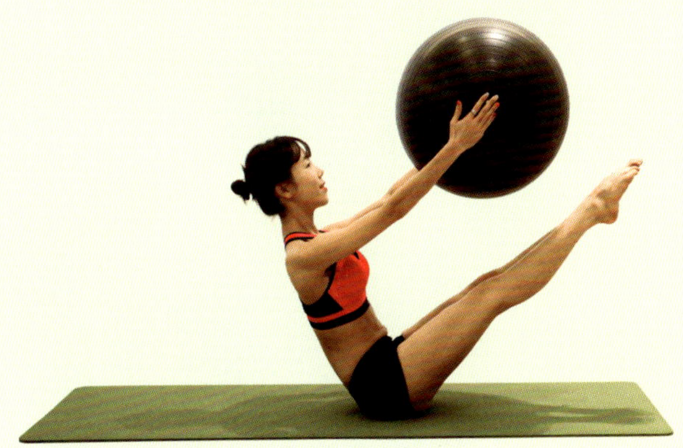

1. 바운싱 시리즈

01 베이직 바운스(Basic Bounce)

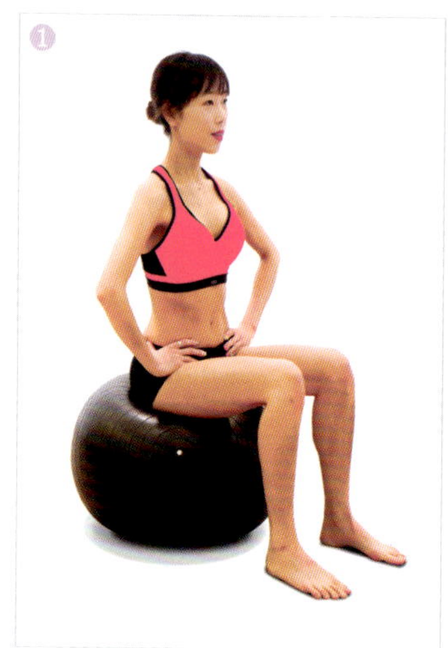

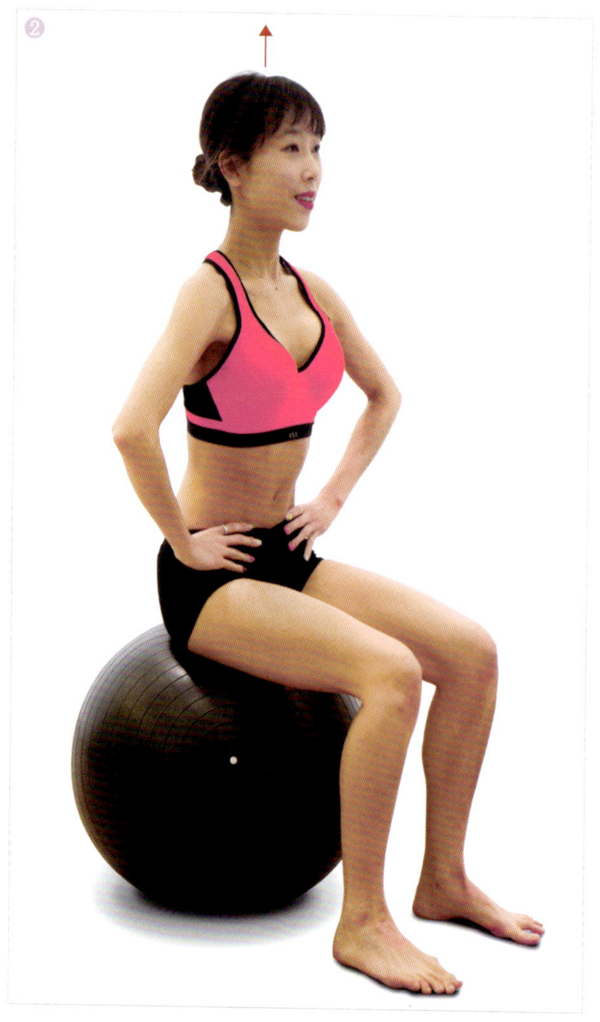

▶**초급 / 횟수** 8~32회

▶**준비자세** 볼 위에 균형을 잡고 앉은 다음 다리는 어깨 너비로 벌린다. 손은 허리에 두고 엉덩이, 무릎 그리고 발끝까지 정렬을 맞춘다.

▶**동작순서**

들숨:준비한다.

날숨:볼에 반동을 주어 몸을 움직인다. 들숨과 날숨에 계속 바운싱한다.

그 다음 단계로는 반동을 주면서 몸이 위로 갈 때 머리 위로 손뼉을 친다.

내려갈 때는 손바닥으로 볼 옆을 친다.

▶**지도방법**

• 무게 중심이 앞쪽으로 쏠리지 않도록 주의한다.

• 머리가 항상 골반과 같은 위치에 있게 한다.

• 어깨의 긴장을 푼다.

▶**이미지** 리드미컬하게 동작하며, 트램펄린 놀이를 한다고 생각한다.

▶**목적**

• 코어 강화

• 골반 안정화

▶**주의사항**

• 미끄러질 수 있으므로 운동화를 신거나 맨발로 한다.

• 동작을 마친 후 볼에서 일어날 때 앞으로 굽히면서 천천히 일어난다.

• 복부에 힘을 주어 골반이 앞뒤로 흔들리지 않도록 주의한다.

02 치킨 윙스(Chicken Wings)

▶ **초급 / 횟수** 8~32회

▶ **준비자세** 볼 위에 균형을 잡고 앉은 다음, 다리는 어깨 너비로 벌린다. 손은 허리에 엉덩이, 무릎 그리고 발끝까지 정렬을 맞춘다.

▶ **동작순서**

- 호흡을 계속하면서 위로 올라갈 때 손뼉을 친다.
- 몸이 내려올 때 팔꿈치가 90도가 되도록 접는다.

▶ **지도방법**

- 무게가 앞쪽으로 쏠리지 않도록 주의한다.
- 머리가 항상 골반과 같은 위치에 있게 한다.
- 어깨의 긴장을 푼다.

▶ **이미지** 리드미컬하게 동작을 취하면서, 트램펄린 놀이를 한다고 생각한다.

▶ **목적**

- 코어 강화
- 골반 안정화
- 흉근 스트레칭

▶ **주의사항**

- 미끄러질 수 있으므로 운동화를 신거나 맨발로 한다.
- 동작을 마친 후 볼에서 일어날 때 앞으로 굽히면서 천천히 일어난다.
- 복부에 힘을 주어 골반이 앞뒤로 흔들리지 않도록 주의한다.

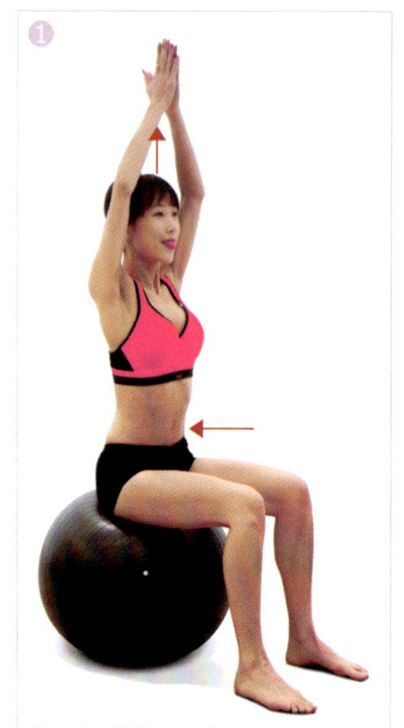

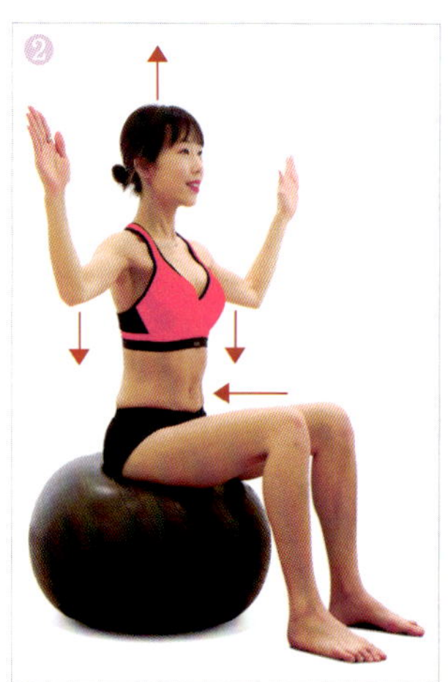

03 드럼치기(Drumming)

▶ **초급 / 횟수** 8~32회

▶ **준비자세** 볼 위에 균형을 잡고 앉은 다음, 다리는 어깨 너비로 벌린다. 손은 허리에 엉덩이, 무릎 그리고 발끝까지 정렬을 맞춘다.

▶ **동작순서** 호흡을 편하게 하면서 팔을 바꾸어 가며 볼을 친다.

▶ **지도방법**
- 무게 중심이 앞쪽으로 쏠리지 않도록 유의한다.
- 머리가 항상 골반과 같은 위치에 있게 한다.
- 어깨의 긴장을 푼다.

▶ **이미지** 리드미컬하게 동작을 수행하며, 트램펄린 놀이를 한다고 생각한다.

▶ **목적**
- 코어 강화
- 골반 안정화
- 어깨 안정화

▶ **주의사항**
- 미끄러질 수 있으므로 운동화를 신거나 맨발로 동작한다.
- 동작을 마친 후 볼에서 일어날 때 앞으로 굽히면서 천천히 일어난다.
- 복부에 힘을 주어 골반이 앞뒤로 흔들리지 않도록 주의한다.

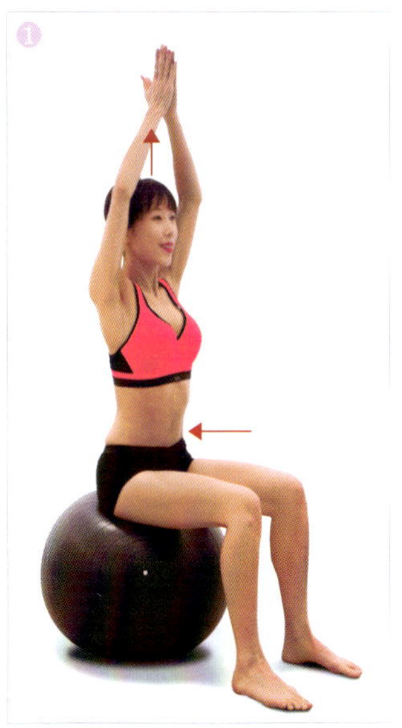

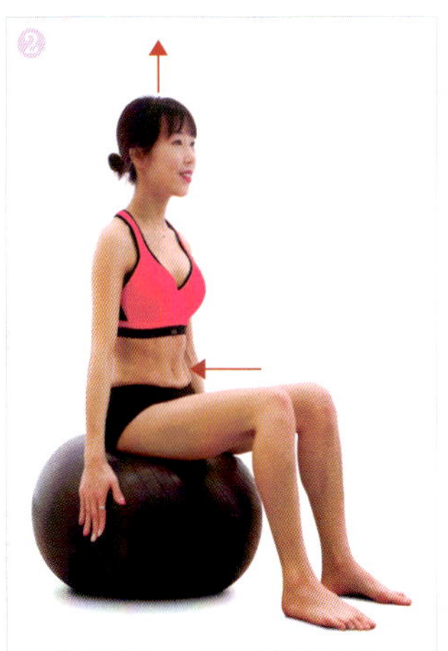

04 킥(Kick)

▶ **초급 / 횟수** 8~16회

▶ **준비자세** 볼 위에 균형을 잡고 앉은 다음, 다리는 어깨 너비로 벌린다. 손은 허리에 엉덩이, 무릎 그리고 발끝까지 정렬을 맞춘다.

▶ **동작순서** 팔은 요정 지니처럼 접은 다음, 엉덩이, 무릎, 발이 한 라인에 있도록 하고 반동과 함께 한쪽 발을 앞으로 찬다. 팔을 바꿔가며 반복한다.

▶ **지도방법**

- 무게 중심이 앞쪽으로 쏠리지 않도록 주의한다.
- 머리가 항상 골반과 같은 위치에 있게 한다.
- 어깨의 긴장을 푼다.
- 발을 찰 때 균형을 잃지 않도록 한다.

▶ **이미지** 리드미컬하게 동작하며, 트램펄린 놀이를 한다고 생각한다.

▶ **목적**

- 코어 강화
- 골반 안정화
- 어깨 안정화

▶ **주의사항**

- 미끄러질 수 있으므로 운동화를 신거나 맨발로 한다.
- 동작을 마친 후 볼에서 일어날 때 앞으로 굽히면서 천천히 일어난다.
- 복부에 힘을 주어 골반이 앞뒤로 흔들리지 않도록 주의한다.

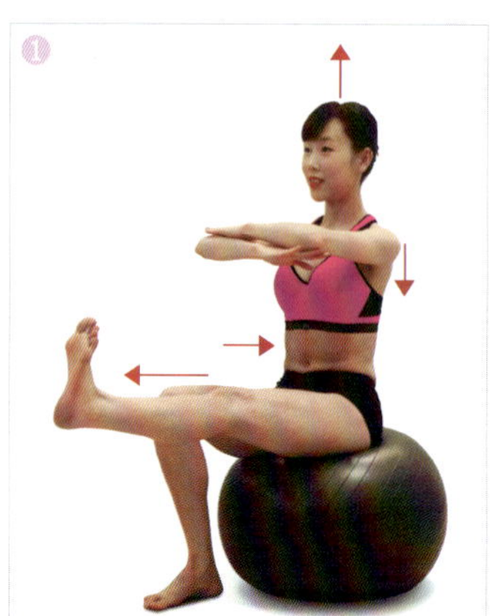

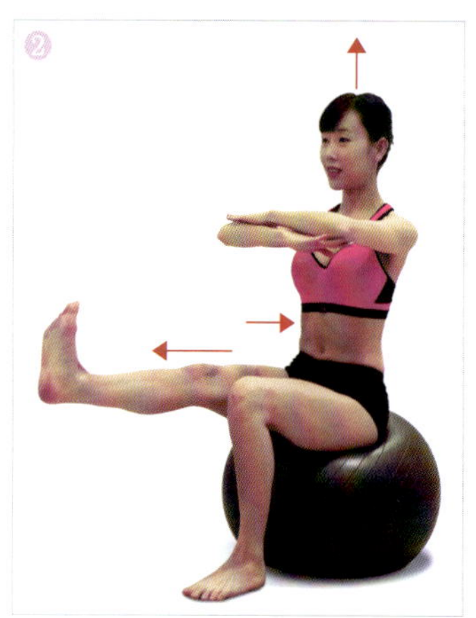

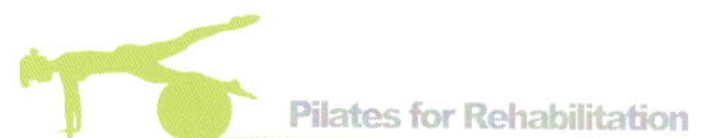

05   러시아 댄스(Russian Dance)

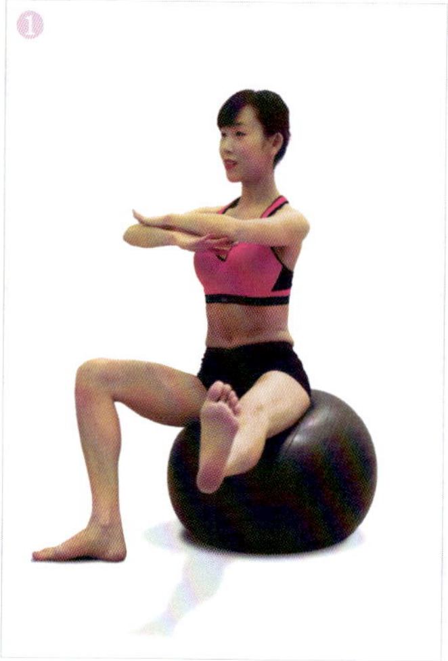

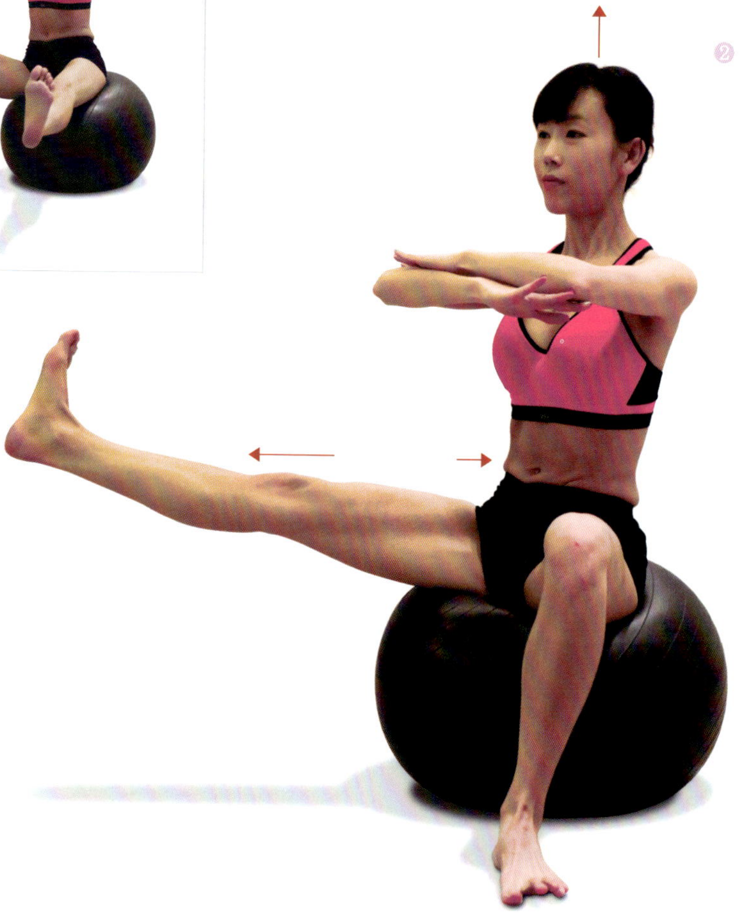

▶ **고급/횟수** 8~16회

▶ **준비자세** 볼 위에 균형을 잡고 앉은 다음, 다리는 어깨 너비로 벌린다. 손은 허리에 엉덩이, 무릎 그리고 발끝까지 정렬을 맞춘다.

▶ **동작순서**
- 팔은 요정 지니처럼 접고 나서, 다리를 벌려 양옆을 향하게 한다.
- 측면으로 발을 찬다. 처음에는 반동 없이 하다가 리듬을 타며 자연스럽게 발을 바꿔가며 반복한다.

▶ **지도방법**
- 무게 중심이 앞쪽으로 쏠리지 않도록 주의한다.
- 머리가 항상 골반과 같은 위치에 있게 한다.
- 어깨의 긴장을 푼다.
- 발을 찰 때 균형을 잃지 않도록 조심한다.

▶ **이미지** 러시아 전통춤을 춘다고 생각한다.

▶ **목적**
- 코어 강화
- 골반 안정화
- 어깨 안정화

▶ **주의사항**
- 미끄러질 수 있으므로 운동화를 신거나 맨발로 한다.
- 동작을 마친 후 볼에서 일어날 때 앞으로 굽히면서 천천히 일어난다.
- 복부에 힘을 주어 골반이 앞뒤로 흔들리지 않도록 조심한다.

06 평행 점프(Parallel Jump)

▶ **초급 / 횟수** 8회

▶ **준비자세** 볼 위에 균형을 잡고 앉은 다음, 다리는 어깨 너비로 벌린다. 손은 허리에 엉덩이, 무릎 그리고 발끝까지 정렬을 맞춘다.

▶ **동작순서** 팔은 허리에 두고 반동을 줄 때 몸을 약간 앞으로 기울여 점프한다.

▶ **지도방법**

- 무게의 중심이 앞쪽으로 쏠리지 않도록 한다.
- 머리가 항상 골반과 같은 위치에 있게 한다.
- 어깨의 긴장을 푼다.
- 발을 찰 때 균형을 잃지 않도록 한다.

▶ **이미지** 재미있게 점핑을 한다.

▶ **목적**

- 코어 강화
- 골반 안정화
- 어깨 안정화

▶ **주의사항**

- 미끄러질 수 있으므로 운동화를 신거나 맨발로 한다.
- 동작을 마친 후 볼에서 일어날 때 앞으로 굽히면서 천천히 일어난다.
- 복부에 힘을 주어 골반이 앞뒤로 흔들리지 않도록 주의한다.

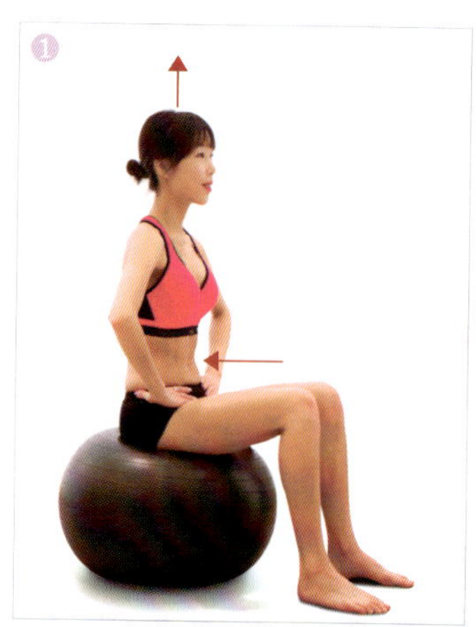

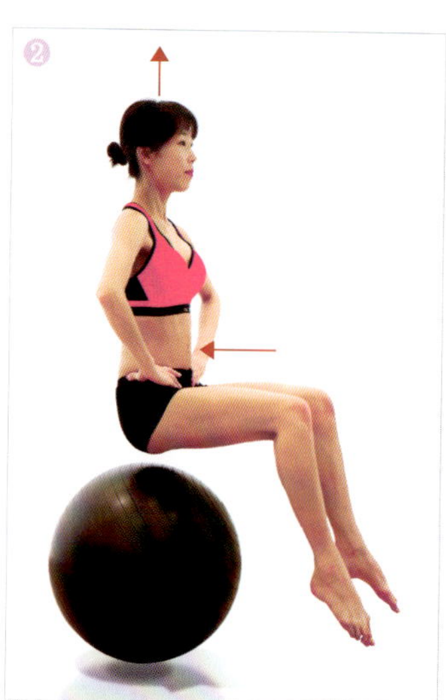

07 턴 아웃 점프(Turn Out Jump)

▶ **중급 / 횟수** 8회

▶ **준비자세** 볼 위에 균형을 잡고 앉은 다음, 무릎이 옆으로 향하도록 벌린다.
무릎은 가운데 발가락을 향한다.

▶ **동작순서** 팔은 허리에 두고 발이 뜨도록 점프한다.

▶ **지도방법**
- 무게 중심이 앞쪽으로 쏠리지 않도록 유의한다.
- 머리가 항상 골반과 같은 위치에 있게 한다.
- 어깨의 긴장을 푼다.
- 발을 찰 때 균형을 잃지 않도록 한다.

▶ **이미지** 재미있게 점핑을 한다.

▶ **목적**
- 코어 강화
- 골반 안정화
- 어깨 안정화

▶ **주의사항**
- 미끄러질 수 있으므로 운동화를 신거나 맨발로 한다.
- 동작을 마친 후 볼에서 일어날 때 앞으로 굽히면서 천천히 일어난다.
- 복부에 힘을 주어 골반이 앞뒤로 흔들리지 않도록 한다.
- 무릎이 약한 사람은 점프를 너무 높게 뛰지 않는다.

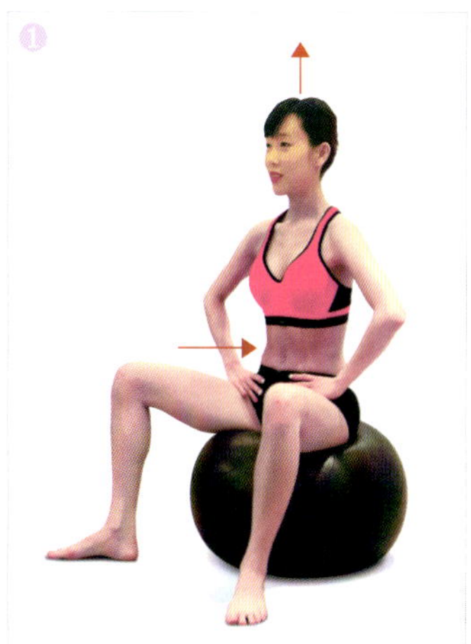

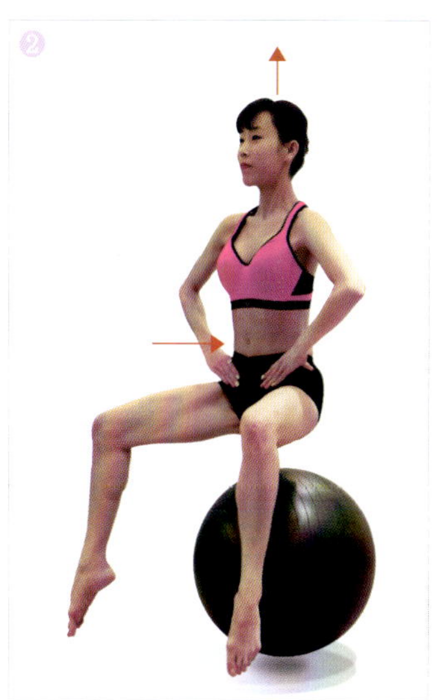

08 스타 점프(Star Jump)

▶ **초급 / 횟수** 8회

▶ **준비자세** 턴 아웃 점프와 같다.

▶ **동작순서** 팔은 허리에 두고 점프할 양팔과 두 다리를 별처럼 뻗는다.

▶ **지도방법**

- 무게 중심이 앞쪽으로 쏠리지 않도록 한다.
- 머리가 항상 골반과 같은 위치에 있게 한다.
- 어깨의 긴장을 푼다.
- 점프할 때마다 몸을 앞쪽으로 해서 착지할 때 몸을 뒤로 기울이거나 머리를 뒤로 젖혀지지 않도록 주의한다.

▶ **이미지** 하늘에 별을 그리듯이 점프한다.

▶ **목적**

- 코어 강화
- 골반 안정화
- 어깨 안정화
- 유산소 운동효과
- 팔 스트레칭

▶ **주의사항**

- 미끄러질 수 있으므로 운동화를 신거나 맨발로 한다.
- 동작을 마친 후 볼에서 일어날 때 앞으로 굽히면서 천천히 일어난다.
- 복부에 힘을 주어 골반이 앞뒤로 흔들리지 않도록 주의한다.
- 무릎이 약한 사람은 너무 높이 뛰지 않도록 한다.

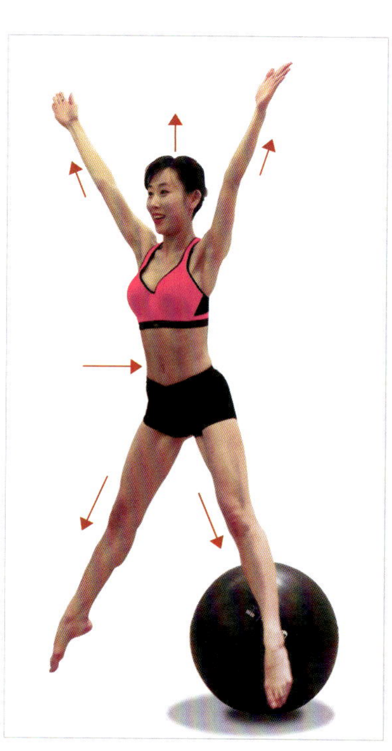

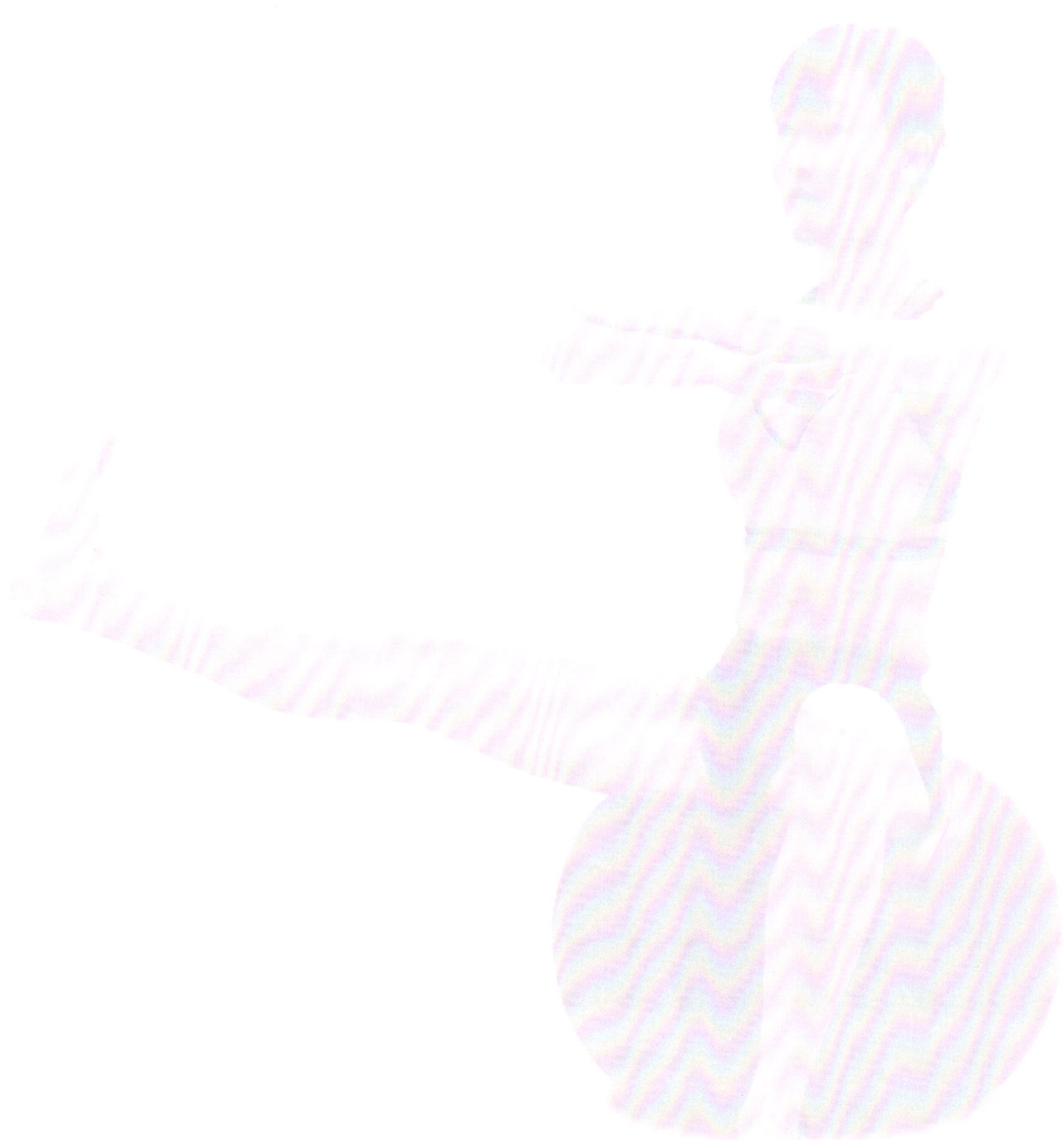

09 어라운드 점프(Around Jump)

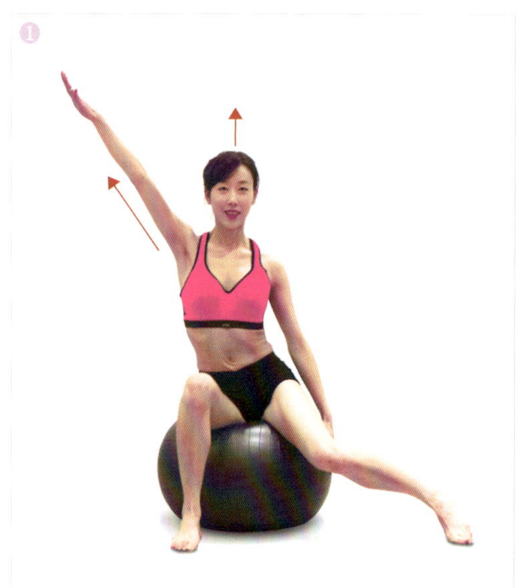

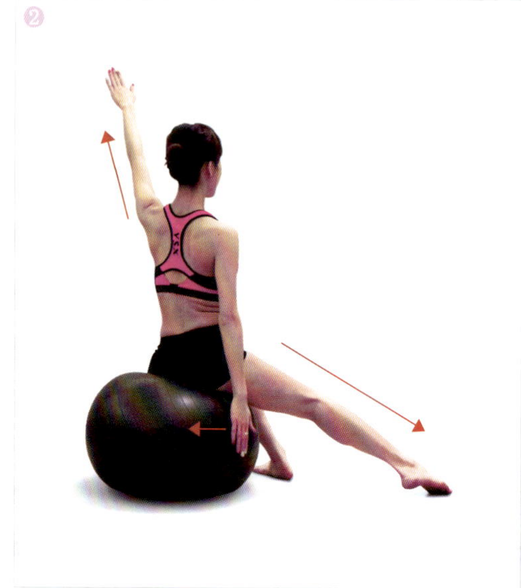

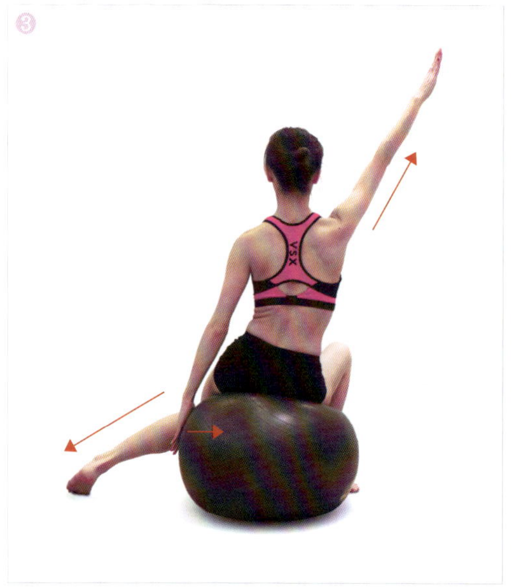

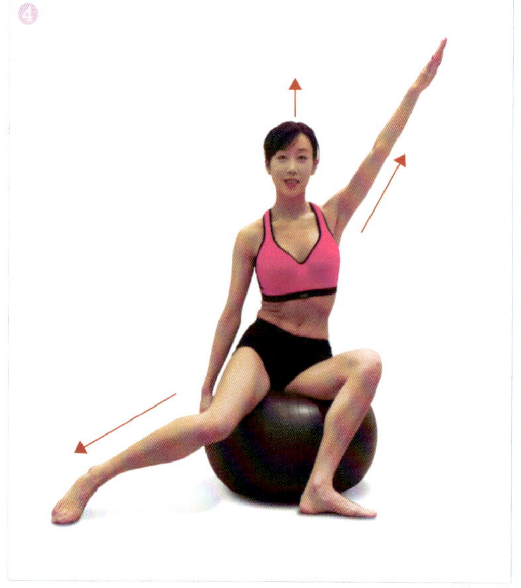

▶ **중급 / 횟수** 8회

▶ **준비자세** 드럼치기 동작과 같다.

▶ **동작순서**

- 드럼치기 동작을 하면서 점프를 반복하며 조금씩 돈다.
- 복부에 힘을 주어 다리를 가볍게 움직인다.
- 8~10카운트에 한 바퀴 돌도록 한다.
- 반대쪽 방향도 한다.

▶ **지도방법**

- 무게 중심이 앞쪽으로 쏠리지 않도록 한다.
- 머리가 항상 골반과 같은 위치에 있게 한다.
- 어깨의 긴장을 푼다.
- 다리에 체중이 많이 실리지 않도록 조심한다.

▶ **이미지** 드럼을 치면서 무대를 돈다고 생각한다.

▶ **목적**

- 코어 강화
- 골반 안정화
- 어깨 안정화

▶ **주의사항**

- 미끄러질 수 있으므로 운동화를 신거나 맨발로 한다.
- 동작을 마친 후 볼에서 일어날 때 앞으로 굽히면서 천천히 일어난다.
- 복부에 힘을 주어 골반이 앞뒤로 흔들리지 않도록 한다.

10 캉거루 점프(Kangaroo Jump)

▶ **고급 / 횟수** 8회

▶ **준비자세** 볼 앞쪽에 공간을 두고 다리는 평행 자세로 앉는다

▶ **동작순서**

- 복부를 약간 굽혀 엉덩이를 이용해 볼을 당긴다.
- 점프할 때 몸을 앞으로 향하게 한다.

▶ **지도방법**

- 무게 중심이 앞쪽으로 쏠리지 않도록 한다.
- 머리가 항상 골반과 같은 위치에 있게 한다.
- 어깨의 긴장을 푼다.
- 엉덩이가 볼 중앙에 내려오게 착지한다.

▶ **이미지** 캥거루가 점프하는 것을 상상한다.

▶ **목적**

- 코어 강화
- 골반 안정화
- 어깨 안정화

▶ **주의사항**

- 미끄러질 수 있으므로 운동화를 신거나 맨발로 한다.
- 동작을 마친 후 볼에서 일어날 때 앞으로 굽히면서 천천히 일어난다.
- 복부에 힘을 주어 골반이 앞뒤로 흔들리지 않도록 주의한다.

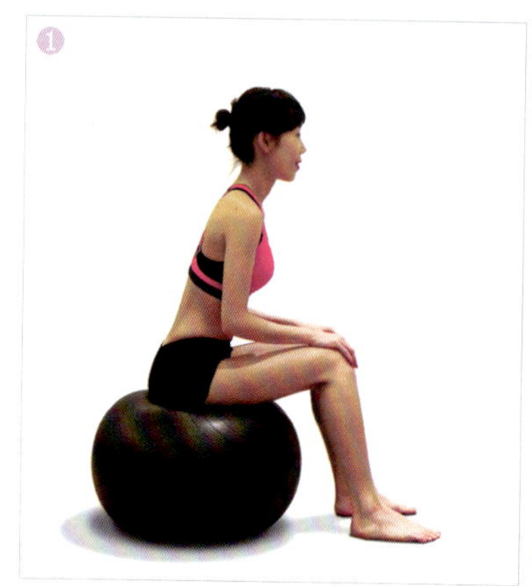

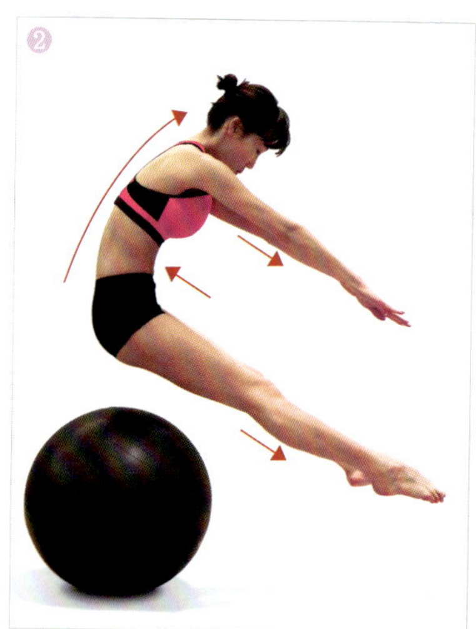

11 사이드 힙(Side Hip)

▶ **중급 / 횟수** 8회

▶ **준비자세** 볼 위에 앉은 다음, 다리를 엉덩이 너비만큼 벌린다.

▶ **동작순서** 호흡하면서 엉덩이를 좌우로 흔든다.

▶ **지도방법** 엉덩이 밑에 볼의 중앙이 오게 한다.

▶ **이미지** 골반댄스를 춘다고 생각한다.

▶ **목적** 허리와 골반 이완

▶ **주의사항**

- 미끄러질 수 있으므로 운동화를 신거나 맨발로 한다.
- 동작을 마친 후 볼에서 일어날 때 앞으로 굽히면서 천천히 일어난다.
- 복부에 힘을 주어 골반이 앞뒤로 흔들리지 않도록 주의한다.

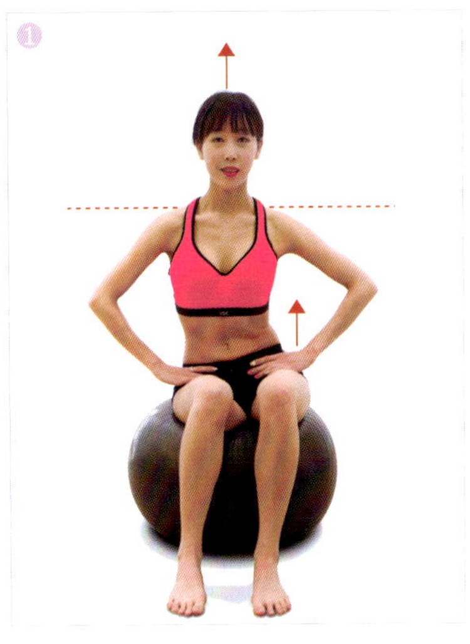

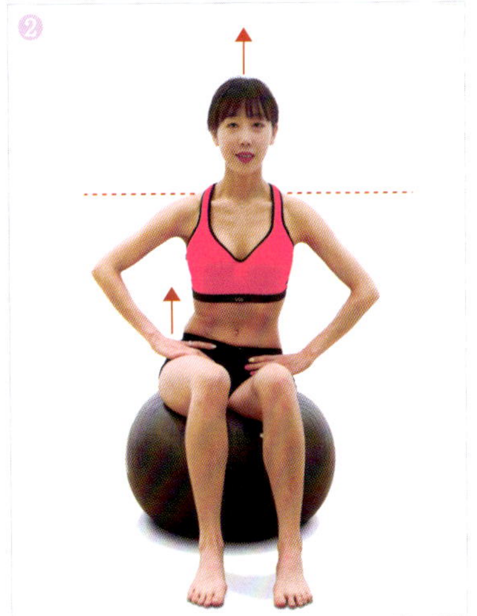

12 프론트 백(Front & Back)

▶ **중급 / 횟수** 8회

▶ **준비자세** 볼 위에 앉은 다음, 다리를 엉덩이 너비만큼 벌린다.

▶ **동작순서**

- 엉덩이를 앞으로 내밀 때는 복부가 C커브가 되게 한다.
- 뒤로 밀 때 등을 아치 모양으로 만든다.

▶ **지도방법** 엉덩이 밑에 볼의 중앙이 오게 지도한다.

▶ **이미지** 골반댄스를 춘다고 생각한다.

▶ **목적** 허리와 골반 이완

▶ **주의사항**

- 미끄러질 수 있으므로 운동화를 신거나 맨발로 한다.
- 동작을 마친 후 볼에서 일어날 때 앞으로 굽히면서 천천히 일어난다.
- 복부에 힘을 주어 골반이 앞뒤로 흔들리지 않도록 주의한다.

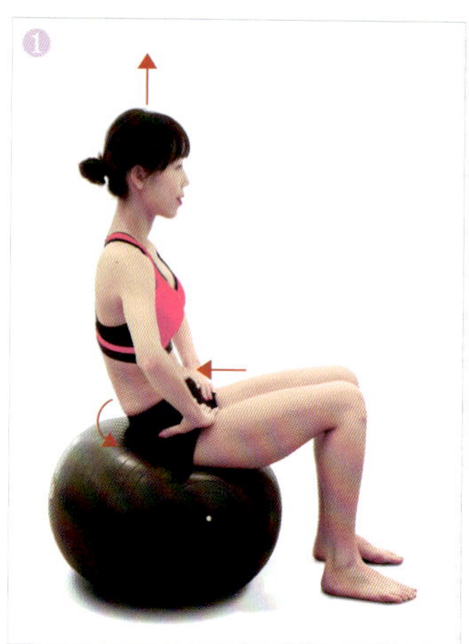

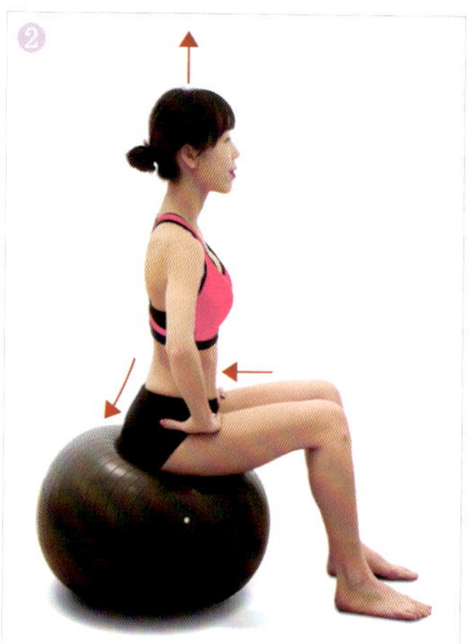

13 서클(Circles)

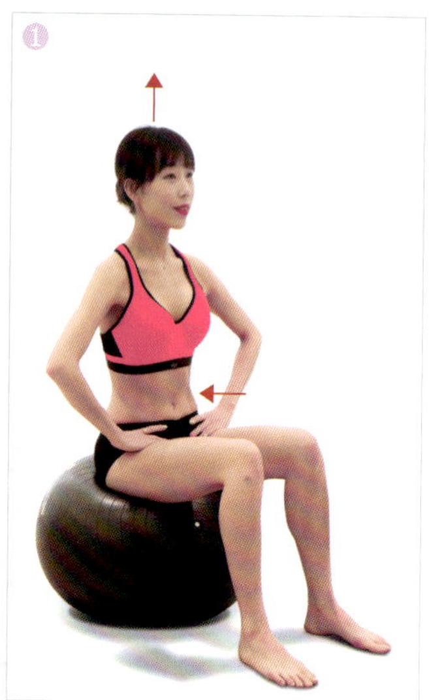 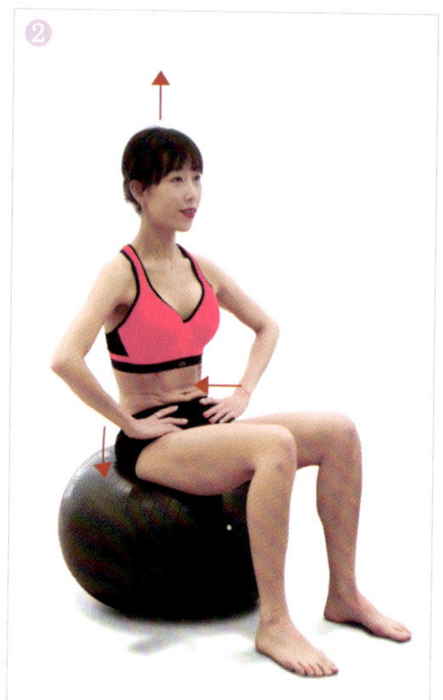 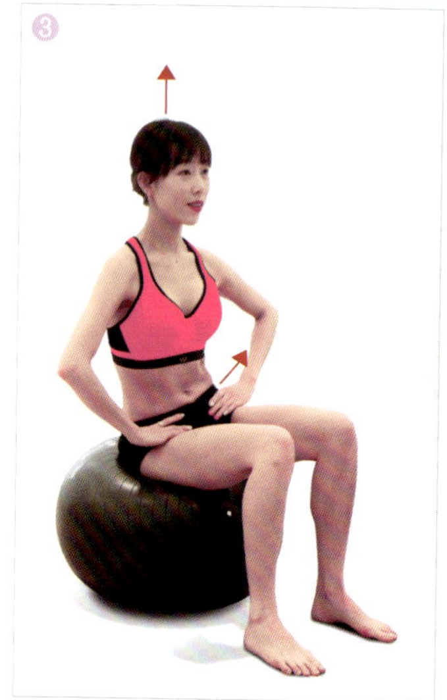

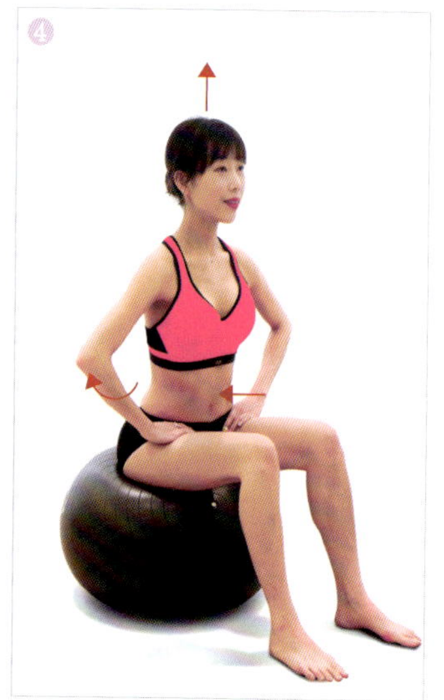 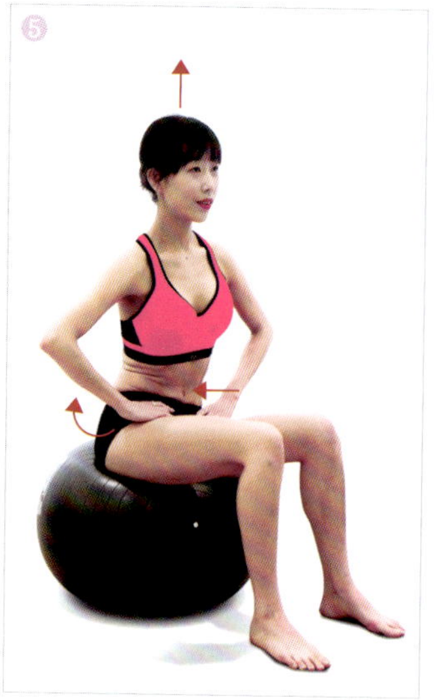

▶ 중급 / 횟수 8회

▶ 준비자세 볼 위에 앉은 다음, 다리를 엉덩이 너비만큼 벌린다.

▶ 동작순서 엉덩이를 돌려 원을 그려준다.

▶ 지도방법 엉덩이 밑에 볼의 중앙이 오게 지도한다.

▶ 이미지 골반댄스를 춘다고 생각한다.

▶ 목적 허리와 골반 이완

▶ 주의사항

- 미끄러질 수 있으므로 운동화를 신거나 맨발로 한다.
- 동작을 마친 후 볼에서 일어날 때 앞으로 굽히면서 천천히 일어난다.
- 복부에 힘을 주어 골반이 앞뒤로 흔들리지 않도록 주의한다.

2. 수파인 시리즈

01 중립자세에서 호흡(Breathing in neutral spine)

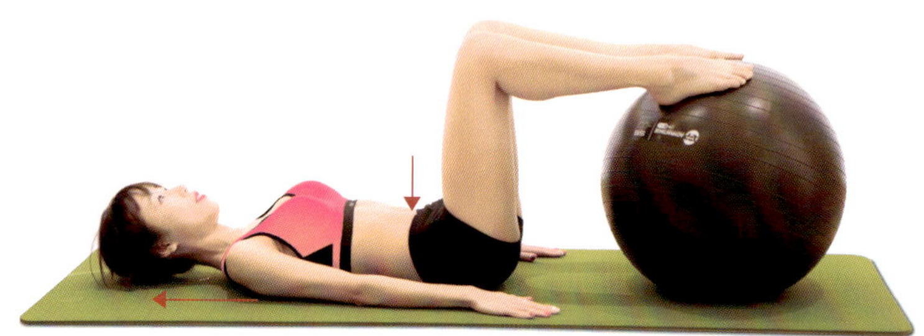

▶ **초급 / 횟수** 3회

▶ **준비자세** 바닥에 등을 대고 편안하게 누운 상태에서 양쪽 무릎을 굽히고 두 발을 볼 위에 올린다. 이때 골반을 아랫배와 바닥에 수평이 되도록 하여 중립 자세를 느낀다.

▶ **동작순서**

들숨 : 등이 넓어지도록 늑골을 크게 부풀린다.

날숨 : 늑골을 모으며 복부를 가라앉힌다.

▶ **지도방법** 전상장골극(ASIS)과 치골이 바닥에서 수평을 이루게 하여 척추의 중립상태를 느끼도록 한다.

▶ **이미지** 아랫배 위에 와인 잔을 올려놓고 와인이 쏟아지지 않도록 균형을 잡는다고 생각한다.

▶ **목적** 올바른 호흡의 인지

▶ **주의사항** 중립 자세를 만들 때 허리를 지나치게 들어올리지 않고 심복부를 느끼도록 한다.

02 꼬리뼈 말기(Coccyx curls)

▶ **초급 / 횟수** 3회

▶ **준비자세** 등을 대고 편안하게 누워 양쪽 무릎을 굽히고 두 발을 볼 위에 올린다.

▶ **동작순서**

들숨: 준비한다.

날숨: 배꼽을 등쪽으로 당기면서 꼬리뼈를 말아올린다.

들숨: 척추가 길어지며 준비자세로 돌아간다.

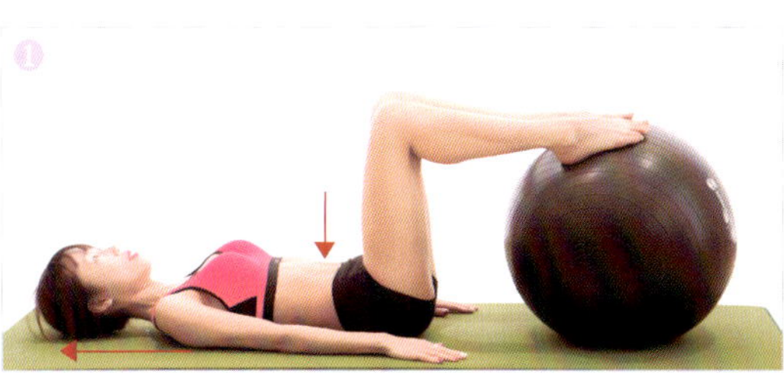

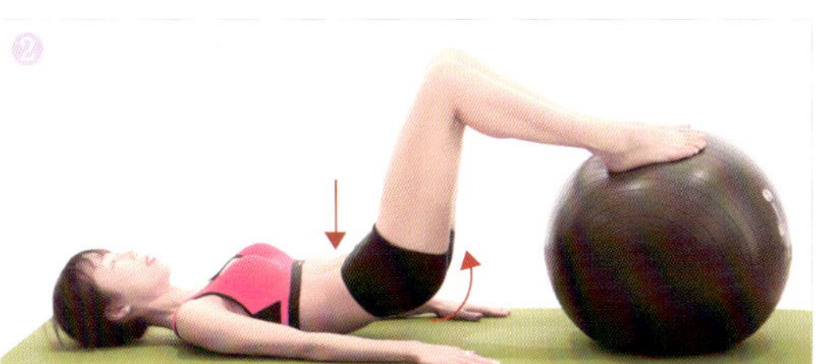

▶ **지도방법** 골반이 아닌 복부를 사용하여 꼬리뼈를 들어올린다.

▶ **이미지** 꼬리뼈가 천장 방향을 향해 올라간다고 생각하고 말아올린다.

▶ **목적**

• 척추 분절

• 허리 스트레칭

▶ **주의사항** 허리가 바닥에서 떨어지지 않는 범위까지만 움직이도록 주의한다.

03 상복부 컬스(Upper Abdominal curls)

▶ **초급 / 횟수** 8회

▶ **준비자세** 누운 상태에서 무릎 사이에 볼을 끼우고 두 손은 머리 뒤로 깍지를 낀다.

▶ **동작순서**

들숨:무릎 사이의 볼을 조이면서 복부를 수축시킨다. 동시에 턱 밑의 감귤을 살짝 조이는 느낌으로 상복부를 들어올린다.

날숨:준비 자세로 돌아간다.

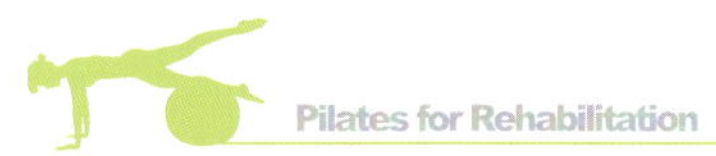

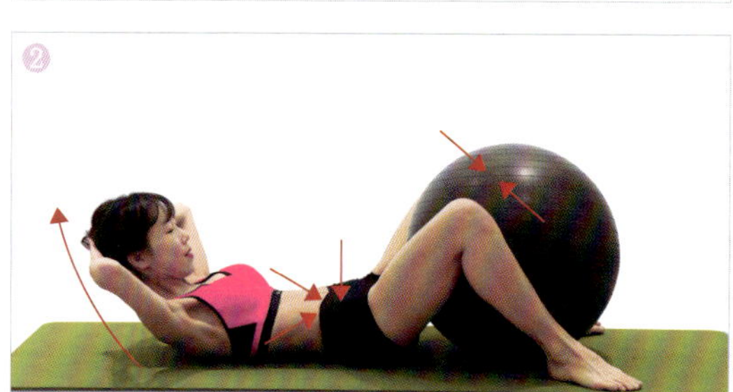

▶ **지도방법**

- 턱 밑의 감귤을 조인다고 생각한다.
- 아랫배 위에 와인 잔을 올려놓고 와인이 쏟아지지 않도록 균형을 잡으며 가라앉힌다.

▶ **목적** 복부 강화

▶ **주의사항** 목이 과도하게 긴장될 때는 동작을 중단하고 목에 부상이 있는 사람은 피한다.

04 발 운동 시리즈(Footwork series)

▶ 초급 / 횟수 10회

1) 1번 자세(first position)

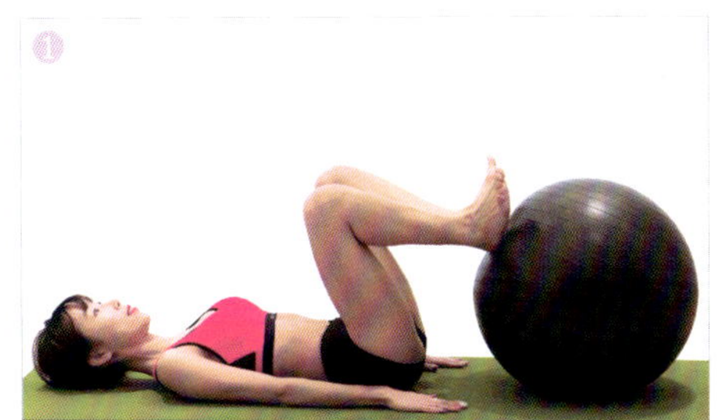 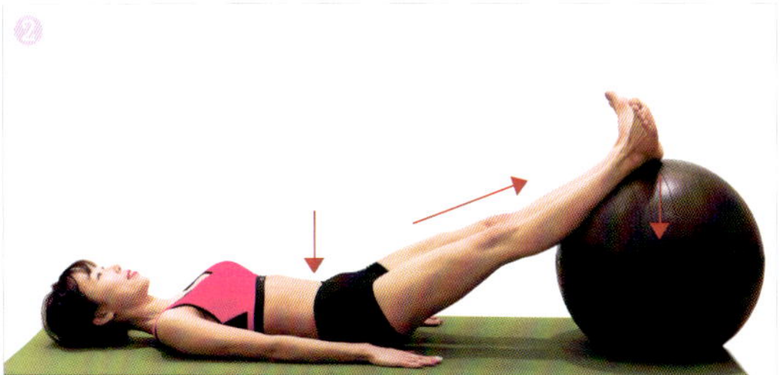

▶ **준비자세** 등을 대고 편안하게 누운 자세에서 양쪽 무릎을 굽히고 두 발을 볼 위에 올린다. 발은 V자 모양으로 뒷꿈치는 붙여 모으고 발끝은 바깥쪽으로 살짝 열어준다.

▶ **동작순서**

들숨:복부를 수축시킨 상태에서 공을 살짝 누르는 느낌으로 다리를 쭉 뻗는다.

날숨:준비 자세로 돌아간다.

▶ **지도방법** 다리가 움직이는 동안 복부를 수축시켜 골반의 중립 자세를 유지한다.

▶ **이미지** 발바닥으로 벽을 밀어낸다고 생각한다.

▶ **목적**

- 햄스트링 스트레칭
- 복부 강화

▶ **주의사항** 무릎에 과도하게 힘을 주지 않도록 한다.

2) 평행 자세(heel in parallel)

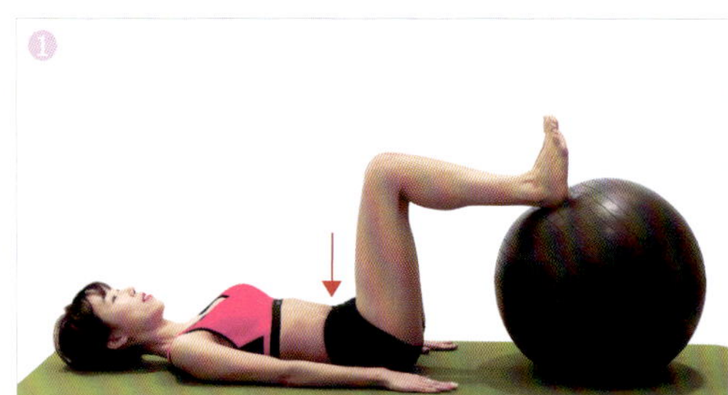 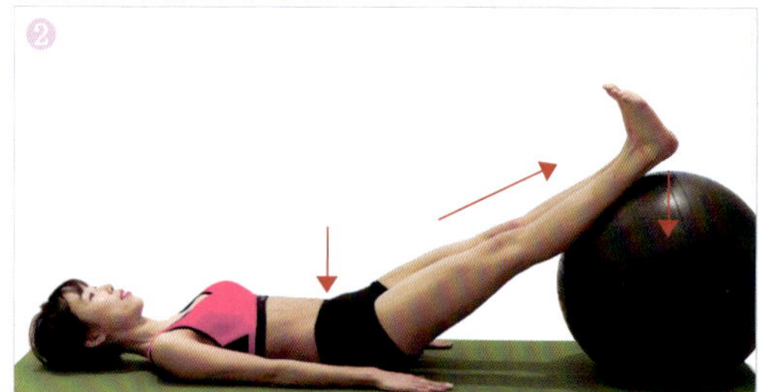

▶ 준비자세 등을 대고 편안하게 누워 양쪽 무릎을 굽히고 두 발을 볼 위에 올린다.
두 다리는 11자로 평행하게 둔다.

▶ 동작순서

들숨:복부를 수축시킨 상태에서 공을 살짝 누르는 느낌으로 다리를 쭉 뻗는다.

날숨:준비 자세로 돌아간다.

▶ 지도방법 다리를 움직이는 동안 복부를 수축시켜 골반의 중립 자세를 유지한다.

▶ 이미지 발바닥으로 벽을 밀어낸다고 생각한다.

▶ 목적

• 햄스트링 스트레칭

• 복부 강화

▶ 주의사항 무릎에 과도하게 힘을 주지 않도록 주의한다.

3) 2번 자세(second position)

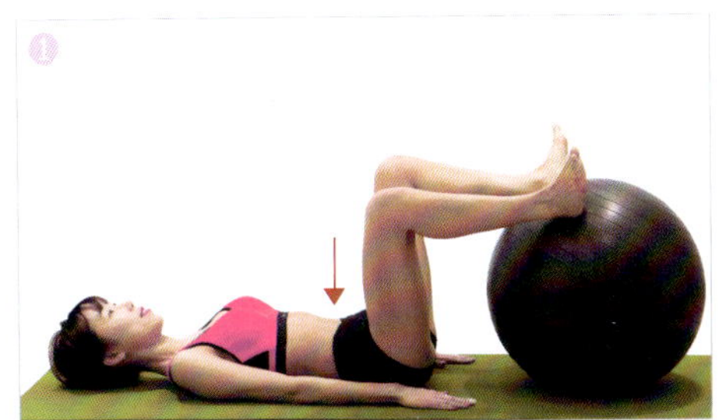 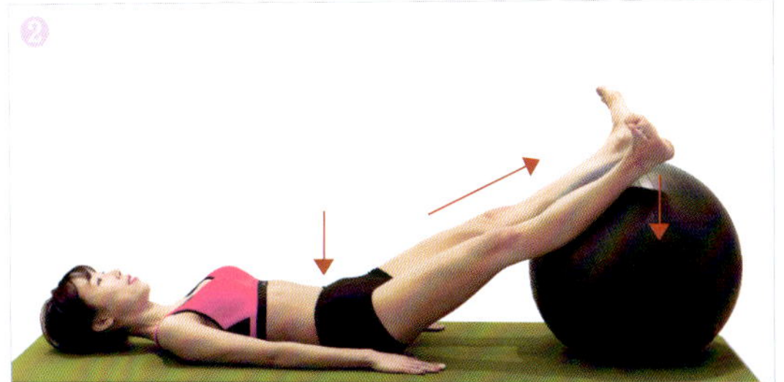

▶ **준비자세** 등을 대고 편안하게 누운 다음, 양쪽 무릎을 굽히고 두 발을 볼 위에 올린다. 두 발은 V자 모양에서 골반 너비만큼 벌린다.

▶ **동작순서**

들숨:복부를 수축시킨 상태에서 공을 살짝 누르는 느낌으로 다리를 쭉 뻗는다.

날숨:준비 자세로 돌아간다.

▶ **지도방법** 다리가 움직이는 동안 복부를 수축시켜 골반의 중립 자세를 유지한다.

▶ **이미지** 발바닥으로 벽을 밀어낸다고 생각한다.

▶ **목적**

  • 햄스트링 스트레칭

  • 복부 강화

▶ **주의사항** 무릎에 과도하게 힘을 주지 않도록 한다.

4) 고급 발동작(advanced footwork)

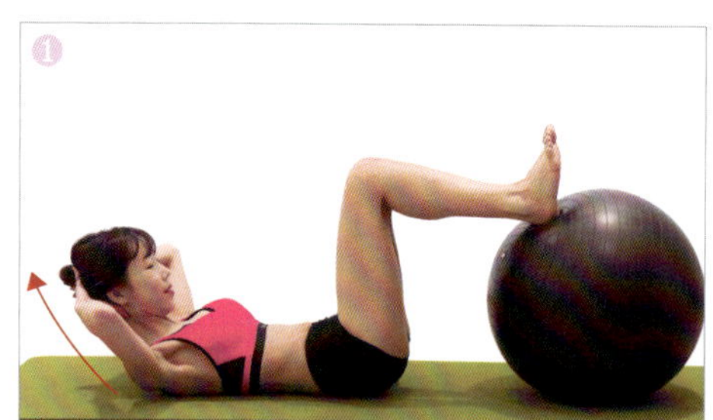 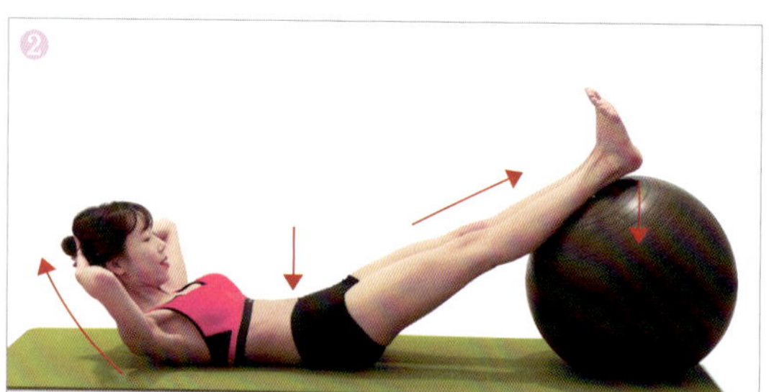

▶ **준비자세** 등을 대고 편안하게 누운 상태에서 양쪽 무릎을 굽히고 두 발을 볼 위에 올린후 1번 자세를 만든다. 두 손은 머리 뒤로 깍지를 끼고 상복부를 들어올린다.

▶ **동작순서**

들숨: 상복부를 들어올린 상태를 유지하며 공을 살짝 누르는 느낌으로 다리를 쭉 뻗는다.

날숨: 준비 자세로 돌아간다.

발의 자세를 1번, 평행 자세, 2번으로 바꾸어 해본다.

▶ **지도방법** 다리가 움직이는 동안 복부를 수축시켜 골반의 중립 자세를 유지한다.

▶ **이미지** 발바닥으로 벽을 밀어낸다고 생각한다.

▶ **목적**

- 복부 강화
- 햄스트링 스트레칭

▶ **주의사항** 목과 무릎에 과도하게 힘을 주지 않도록 주의한다.

05 헌드레드(Hundred)

▶ **초급/횟수** 10회 호흡 10번 = 총 100번

▶ **준비자세** 등을 대고 편안하게 누운 상태에서 두 다리를 쭉 뻗고 종아리가 볼 위에 올라가도록 한다. 두 팔은 천장으로 뻗어 손바닥이 볼 방향을 보도록 한다.

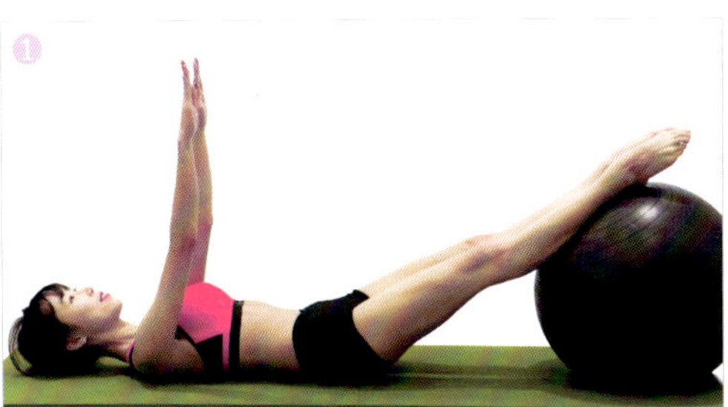

▶ **동작순서**

들숨 : 준비를 한다.

날숨 : 손을 골반 방향으로 내리며 상복부를 들어올린다.

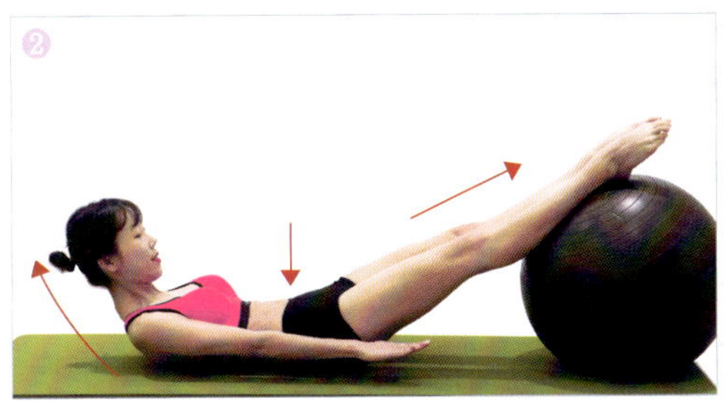
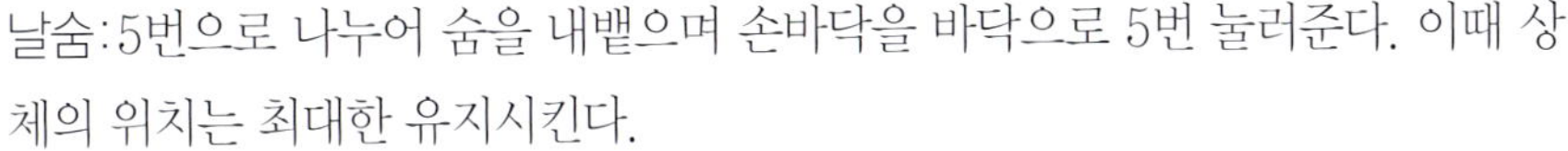

들숨 : 5번으로 나누어 숨을 들이마시며 손바닥은 바닥으로 5번 눌러준다.

날숨 : 5번으로 나누어 숨을 내뱉으며 손바닥을 바닥으로 5번 눌러준다. 이때 상체의 위치는 최대한 유지시킨다.

▶ **지도방법** 목이 긴장되지 않도록 적절한 위치를 유지하면서 복부의 수축을 정확하게 느낄 수 있도록 한다.

▶ **이미지**

- 턱 밑에 끼운 감귤을 조인다고 생각한다.
- 손은 바닥에 펌프질을 한다고 생각한다.

▶ **목적** 복부 강화

▶ **주의사항** 목의 자세가 불편하면 한 손으로 머리를 받치고 나머지 한 손만 움직인다. 목에 부상이 있는 사람은 피한다.

06 프로그 레그(Frog legs)

▶ **중급 / 횟수** 8회

▶ **준비자세** 양쪽 팔꿈치를 굽혀 바닥을 지지하면서 상체를 살짝 들어올린다. 이때 양쪽 무릎은 굽혀 바깥쪽으로 향하게 하고, 발목 사이에 볼을 끼워 바닥에서 들어올린다.

▶ **동작순서**

들숨:준비를 한다.

날숨:복부를 수축시키며 다리를 사선 방향으로 뻗는다.

▶ **지도방법** 허리는 항상 바닥에 고정시키고 복부는 수축상태를 유지한다.

▶ **이미지** 개구리 다리의 움직임을 생각하며 다리를 뻗어준다.

▶ **목적** 복부 강화

▶ **주의사항** 허리가 과도하게 들리지 않도록 주의한다.

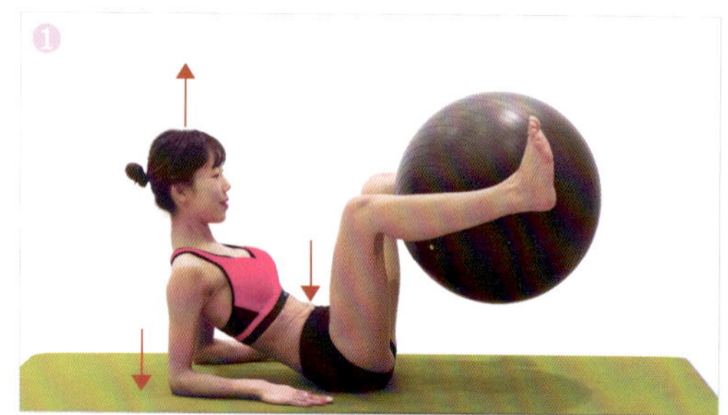

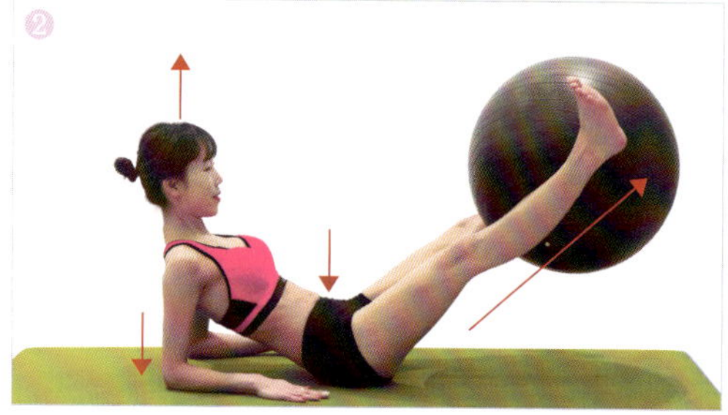

07 숏 스파인 스트레칭(Short spine stretch)

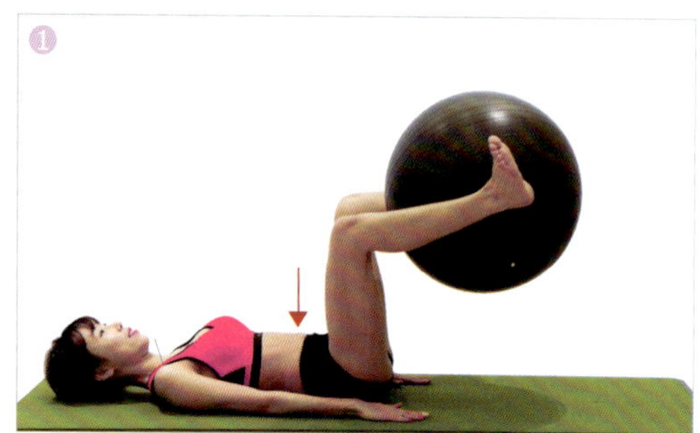

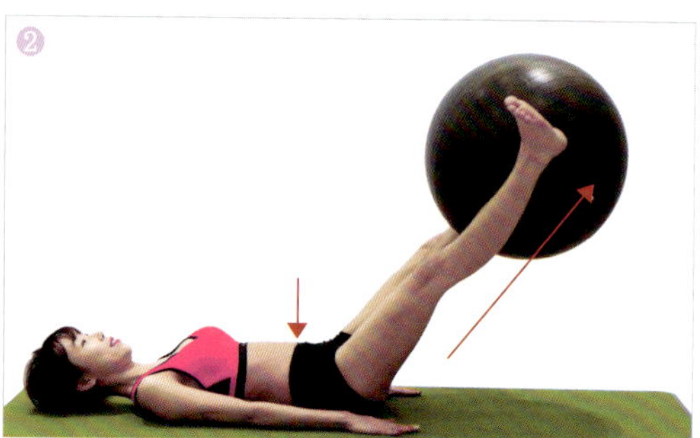

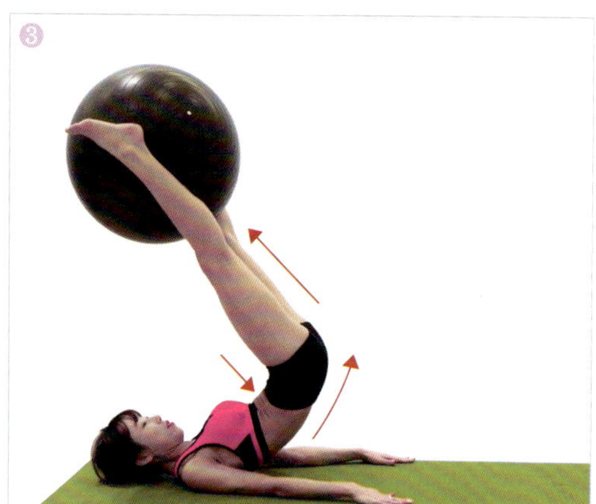

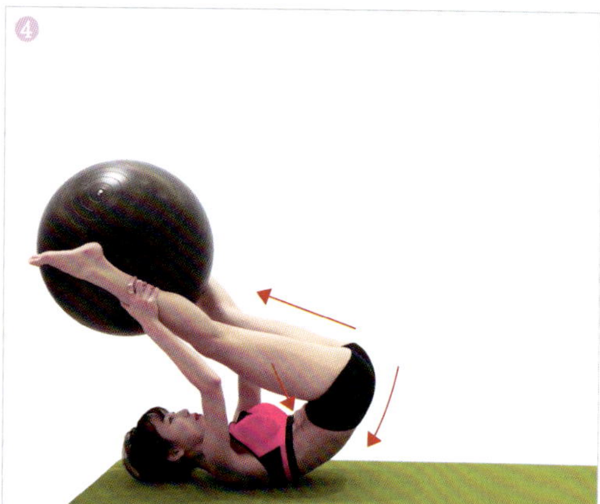

▶ 중급 / 횟수 3회

▶ 준비자세 등을 바닥에 대고 누운 다음, 양쪽 무릎은 굽혀 바깥쪽으로 향하고 발목 사이에 볼을 끼워 바닥에서 들어올린다. 이때 양팔은 바닥을 지지한다.

▶ 동작순서

들숨 : 준비한다.

날숨 : 복부를 수축시키며 다리를 뻗은 상태에서 들어올린다.

들숨 : 볼이 머리 위로 올라가는 느낌으로 둔부를 들어올린다.

날숨 : 무릎을 굽히며 양손은 종아리를 잡고 다리를 고정시킨 상태에서 척추를 하나씩 바닥에 내려놓는다.

▶ 지도방법 목에 체중이 실리지 않도록 주의하며 척추 분절에 집중한다.

▶ 이미지 볼이 '물을 담은 양동이'라 생각하고 물이 쏟아지지 않도록 동작을 부드럽게 연결한다.

▶ 목적 척추 스트레칭 및 분절

▶ 주의사항 목에 부상이나 심한 통증이 있는 사람은 동작을 금한다.

08 암 리치(Arm reaches)

▶ **초급 / 횟수** 3회

▶ **준비자세** 등을 대고 반듯하게 누운 상태에서 양쪽 무릎을 굽히고 발은 좌골뼈 너비만큼 벌린다. 양손은 볼을 잡는다.

▶ **동작순서**

들숨·볼을 잡은 양손을 천장으로 뻗는다.

날숨·볼을 머리 위 바닥 방향으로 밀어올린다. 이때 복부를 수축시켜 늑골을 고정할 수 있는 범위까지만 움직인다.

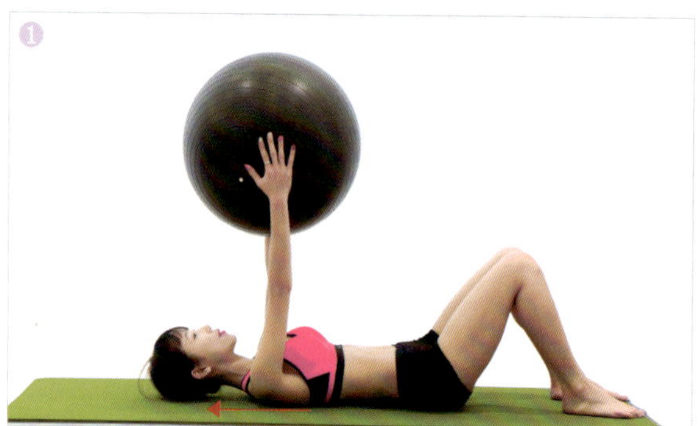

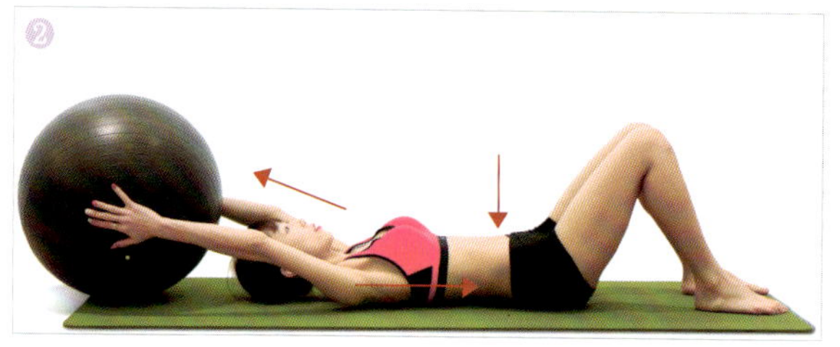

▶ **지도방법** 팔을 머리 위로 움직일 때 상체가 들리지 않도록 주의한다.

▶ **이미지** 자신의 팔이 등에서부터 나온다고 생각한다.

▶ **목적**

- 광배근 강화
- 흉근 강화

▶ **주의사항** 목과 어깨에 부상이 있거나나 심한 통증이 있는 사람은 동작을 금한다.

09 롤링 라이크 어 볼(Rolling like a ball)

▶ **초급 / 횟수** 5회

▶ **준비자세** 바닥에 앉은 상태에서 양쪽 다리 사이에 볼을 넣고 양손으로 볼을 잡는다. 복부를 수축시키면서 바닥에서 볼을 들어올려 중심을 잡는다.

▶ **동작순서**

들숨 : 자세를 고정한 상태에서 견갑골이 바닥에 닿을 때까지 몸을 뒤로 굴린다.

날숨 : 준비 자세로 돌아오며 몸의 중심을 잡는다.

▶ **지도방법** 반동이 아닌 복부의 힘으로 움직임을 조절한다.

▶ **이미지** 자신의 몸을 공이라고 생각하고 굴려준다.

▶ **목적**

- 척추 분절 및 마사지
- 복부, 내전근 강화

▶ **주의사항** 목과 척추에 부상이 있는 사람은 동작을 금한다.

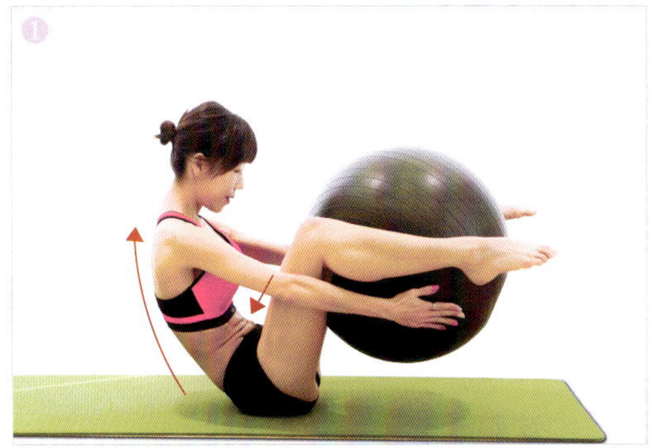

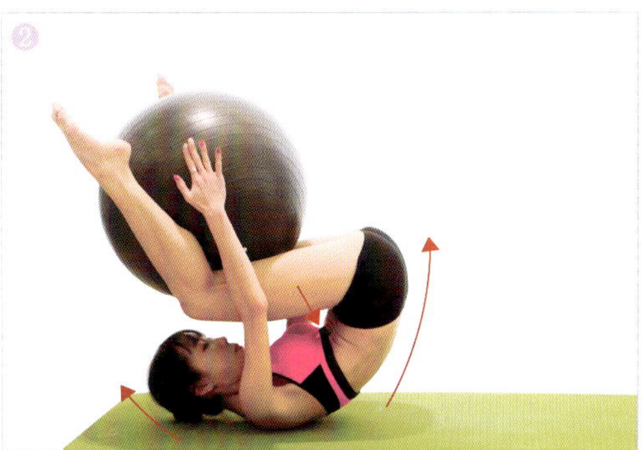

10 롤업(Roll-up)

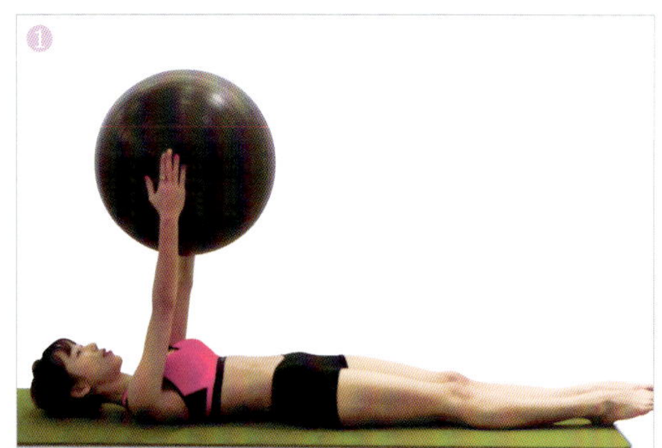

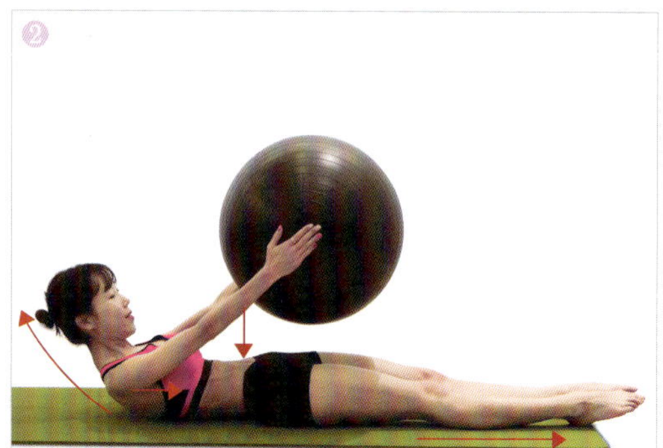

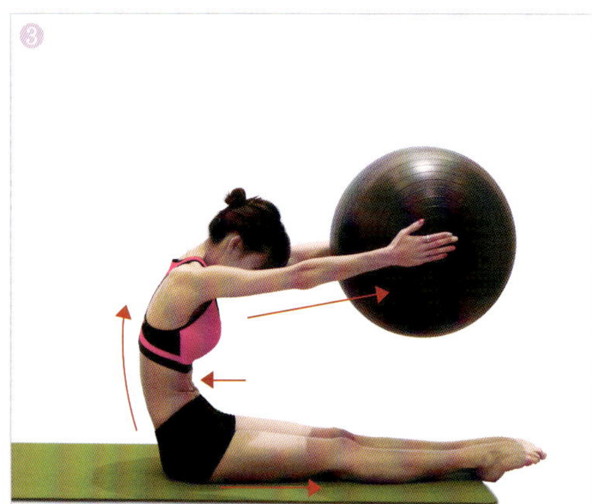

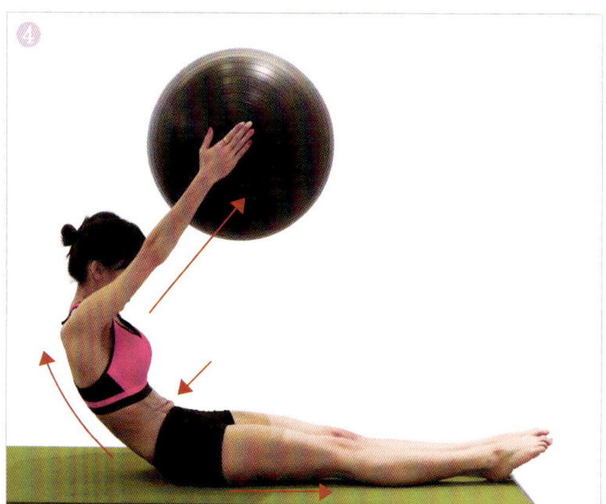

▶ 중급 / 횟수 4회

▶ 준비자세 등을 대고 누운 상태에서 두 다리는 모아 쭉 뻗는다. 양손으로 볼을 잡고 천장으로 뻗어준다.

▶ 동작순서

들숨 : 팔을 머리 위 바닥쪽으로 밀어올린다. 이때 복부를 수축시켜 늑골을 고정할 수 있는 범위까지만 움직인다.

날숨 : 턱 밑에 끼운 감귤 하나를 살짝 조인다는 느낌으로 팔과 상체를 함께 들어올린다. 이때 공을 몸 앞쪽으로 밀어주는 느낌으로 몸이 C커브를 만들때까지 올라온다.

들숨 : 자세를 유지한다.

날숨 : 배꼽을 등쪽으로 밀어넣으며 척추를 하나씩 바닥에 닿도록 천천히 준비자세로 돌아간다.

▶ 지도방법 복부와 둔부를 수축시켜 상체가 올라올 때 최대한 다리를 고정시킨다. 척추 분절에 집중한다.

▶ 이미지 김밥을 말듯이 머리부터 천천히 척추를 말아올린다.

▶ 목적

• 복부, 둔부, 고관절 굴근 강화

• 척추 분절

▶ 주의사항

• 허리에 무리가 있는 경우, 볼 없이 동작을 연습하거나 허리 밑에 수건을 깔아준다.

• 심한 통증이 있는 사람은 동작을 금한다.

11 싱글 레그 스트레칭(Single leg stretch)

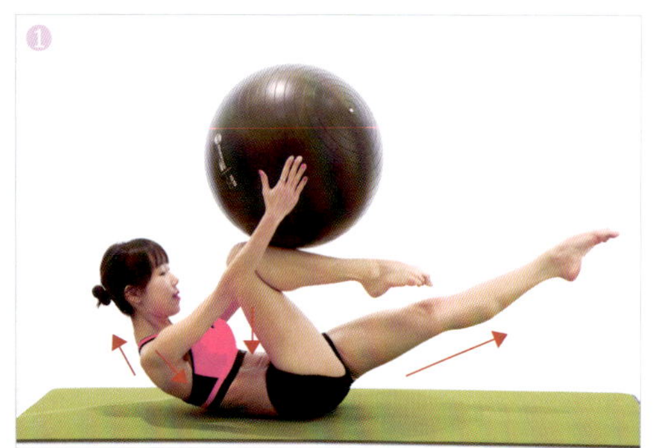 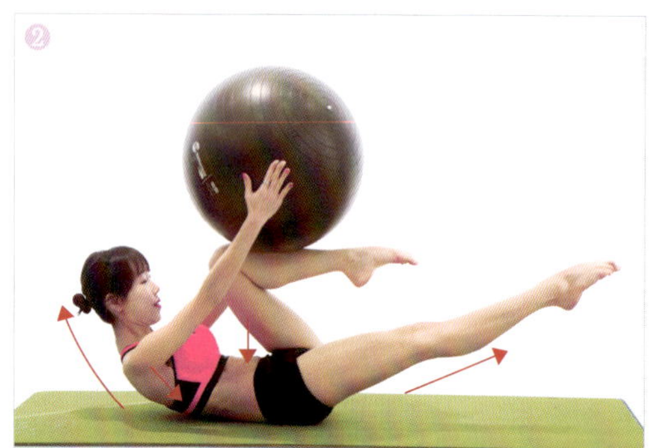

▶ 중급 / 횟수 16회

▶ 준비자세 바닥에 누운 상태에서 두 다리는 체어 자세를 만들고 양손으로 공을 잡아 상복부를 말아올린다.

▶ 동작순서

들숨: 오른쪽 무릎은 가슴쪽으로 당기고 왼쪽 다리는 길게 뻗어준다. 이때 뻗는 다리의 높이는 자세가 유지되는 범위 내에서 조절한다.

날숨: 자세를 유지한 상태에서 다리의 움직임을 반대로 바꾼다.

동작을 수행하는 동안 상체와 팔의 자세를 최대한 유지한다.

▶ 지도방법 복부를 수축시켜 허리를 고정하고 복부가 강화되면 뻗는 다리의 높이를 차츰 낮추어 강도를 조절한다.

▶ 이미지 벽에 있는 스위치를 발끝으로 껐다 켰다 반복한다고 생각한다.

▶ 목적 복부, 고관절 굴근 강화

▶ 주의사항 목에 통증이 있거나 부상이 있는 사람은 동작을 금한다.

12 더블 레그 스트레칭(Double leg stretch)

▶ **중급 / 횟수** 8회

▶ **준비자세** 바닥에 누운 상태에서
두 다리는 체어 자세를 만들고 양
손으로 공을 잡아 상복부를 말아
올린다.

▶ **동작순서**
들숨 : 준비한다.
날숨 : 복부를 수축시켜 자세를 고
정한 상태에서 다리는 사선 아래로
팔은 사선 위로 뻗어준다.
들숨 : 준비 자세로 돌아온다.

▶ **지도방법** 상체의 위치가 변하지
않도록 복부를 수축시켜 자세를
그대로 유지한다.

▶ **이미지** 부채를 폈다 접었다 하듯
이 팔과 다리를 함께 움직인다.

▶ **목적** 복부, 고관절 굴근, 등 근육 강화

▶ **주의사항**

• 허리에 통증이 있는 사람은 통증이 없는 범위까지만 다리를 뻗어준다.
• 목에 통증이 있거나 부상이 있는 사람은 동작을 금한다.

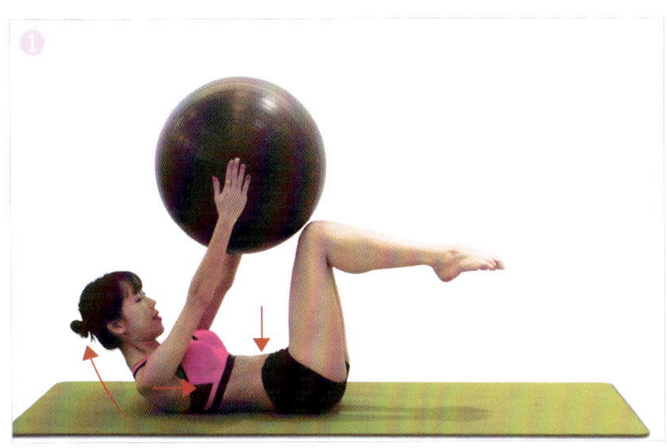

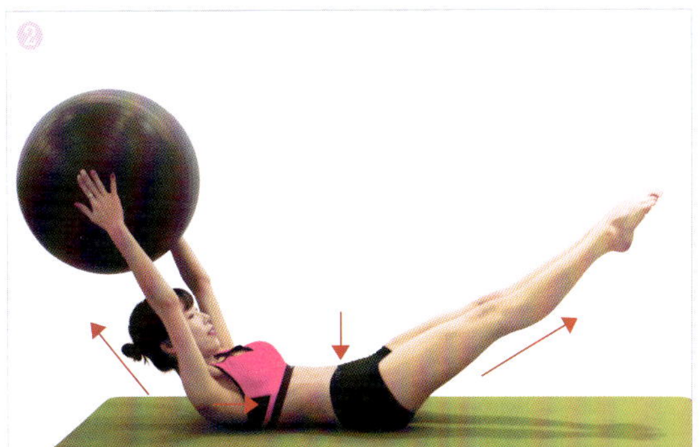

13 데드 행 폴드(Dead hang fold)

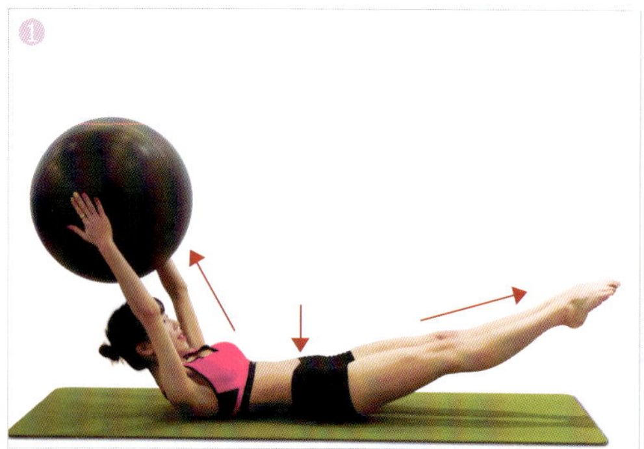

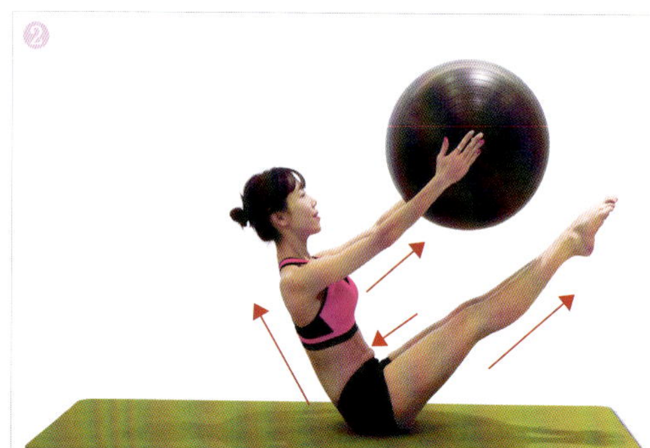

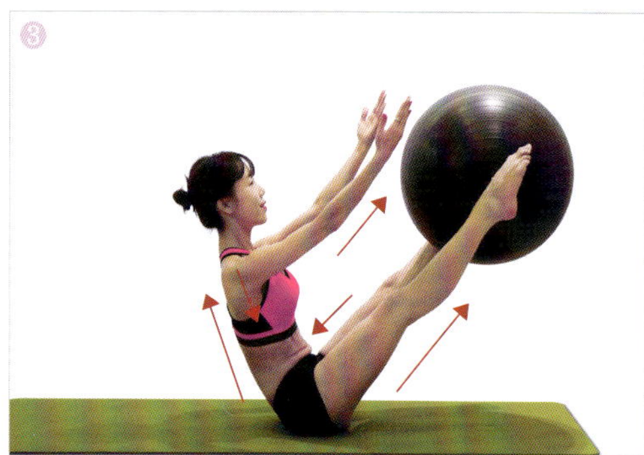

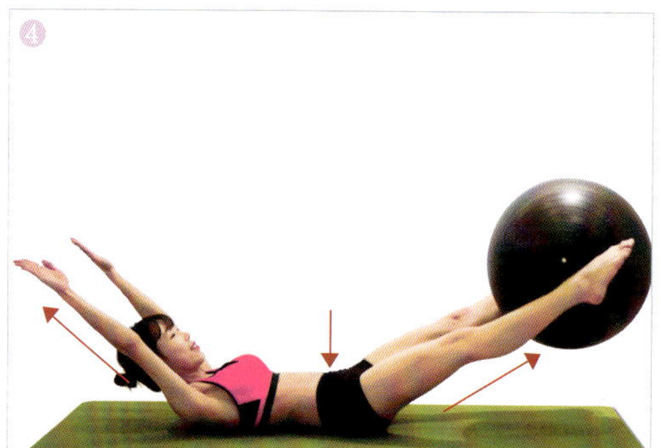

▶ 초고급 / 횟수 6회

▶ 준비자세 등을 대고 바닥에 누워 볼을 잡은 팔과 다리를 쭉 뻗는다.

▶ 동작순서

들숨 : 준비한다.

날숨 : 복부에 힘을 주며 상체와 다리를 모두 들어올리고 손에 있는 볼을 발목사이로 옮긴다.

들숨 : 몸을 다시 펴면서 상체와 다리를 최대한 낮게 내린다. 이 때 항상 양팔이 귀옆에 오게 한다.

날숨 : 다시 들어올리며 볼을 손으로 잡는다. 이 동작을 반복한다.

▶ 지도방법 복부에 계속 힘을 주고 상체를 안정화시킨다.

팔과 다리를 조화롭게 움직인다.

▶ 이미지 부채모양처럼 팔과 다리를 조화롭게 펴고 접는다.

▶ 목적 목굴근, 복부, 고관절 굴근, 광배근 강화

▶ 주의사항 목, 어깨, 허리에 통증이 있는 사람은 피한다.

14 크리스 크로스(Criss Cross)

▶ **중급 / 횟수** 각 16회

▶ **준비자세** 바닥에 누운 상태에서 볼을 발목 사이에 고정하고 다리를 위로 뻗는다. 손은 머리 뒤로 깍지를 끼고 상체를 들어 올린다.

▶ **동작순서**

들숨 : 볼을 다리 사이에서 회전시킬 때 한쪽 팔꿈치를 반대편 무릎쪽으로 가져간다.

날숨 : 반대편으로 반복한다.

▶ **지도방법**

- 견갑골이 바닥에서 떨어지도록 유의한다.
- 팔을 넓게 유지한다.
- 어깨가 올라가지 않게 주의한다.
- 상체를 비틀 때 등으로부터 몸통을 회전시킨다.

▶ **이미지** 어깨와 반대쪽 다리가 연결되어 서로 잡아당긴다고 생각한다.

▶ **목적** 목굴근, 허벅지 안쪽, 복부, 고관절 굴근 강화

▶ **주의사항**

- 목에 통증이 있거나 부상이 있는 사람은 동작을 금한다.
- 몸통은 안정화시킨다.

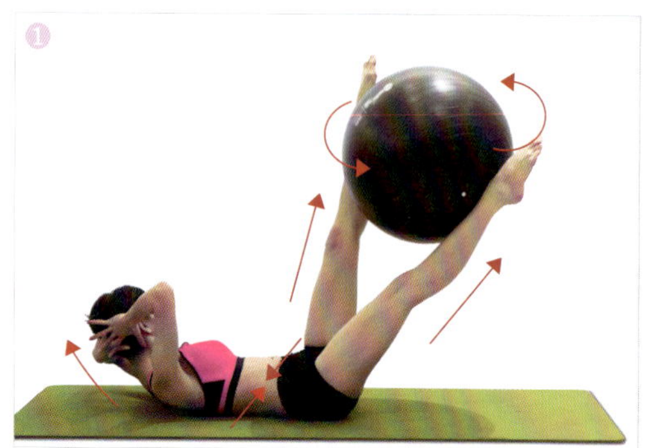

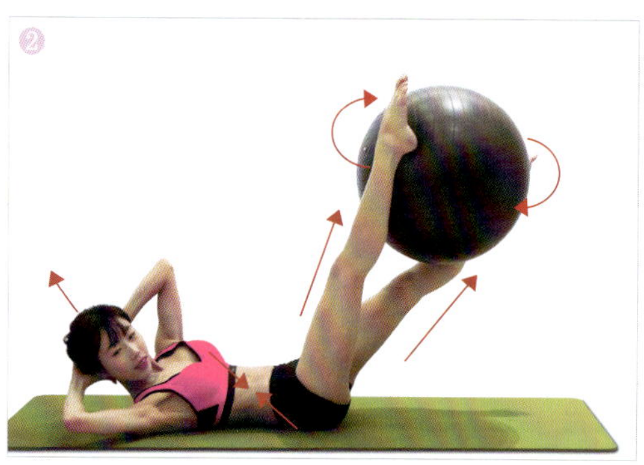

15 스파인 스트레치 포워드(Spine Stretch Forward)

▶ **초급 / 횟수** 3회

▶ **준비자세**

- 앉은 상태에서 다리를 뻗은 다음, 볼을 다리 사이에 고정한다.
- 팔을 창문처럼 뻗어 볼 위에 두고 손바닥은 아래로 향한다.
- 좌골의 정점에 앉도록 한다.

▶ **동작순서**

들숨 : 배꼽을 척추쪽으로 끌어당기며 척추 아래부터 머리까지 커브를 만든다.

날숨 : 척추를 하나하나 쌓는 것처럼 다시 편다.

▶ **지도방법** 햄스트링이 타이트하면 무릎을 약간 구부리거나 매트를 접어 앉는다.

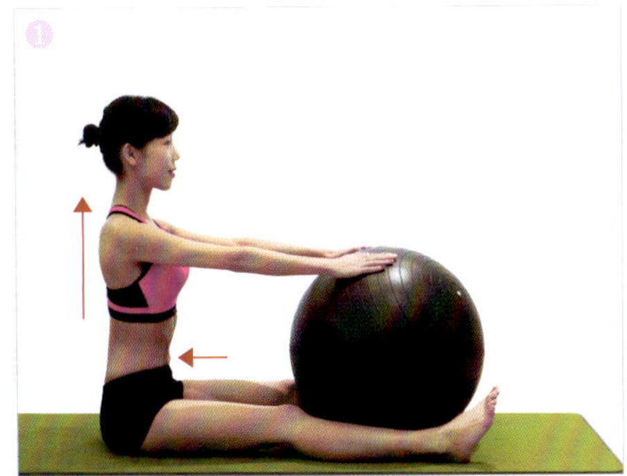

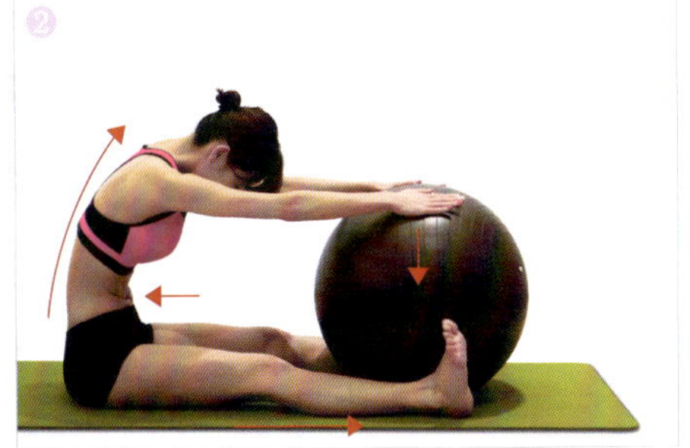

▶ **이미지**

- 누가 뒤에서 잡아당겨도 끌려가지 않는다고 생각한다.
- 척추를 벽돌처럼 하나하나 쌓아올린다고 생각한다.

▶ **목적**

- 척추 스트레칭
- 척추 정렬

▶ **주의사항**

- 어깨를 올리지 않는다.
- 배꼽을 척추쪽으로 계속 민다고 생각한다.

16 티저(Teaser)

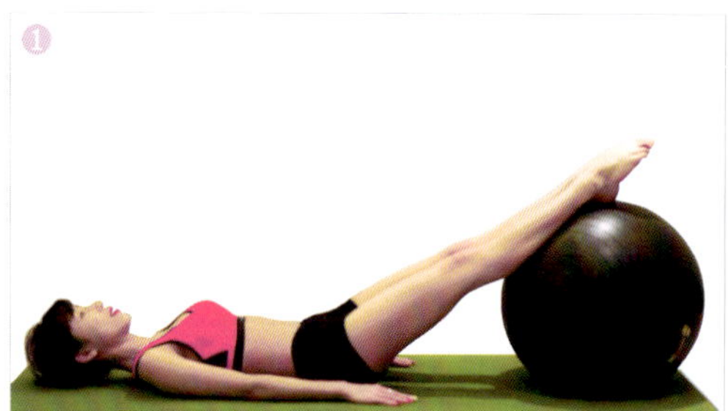

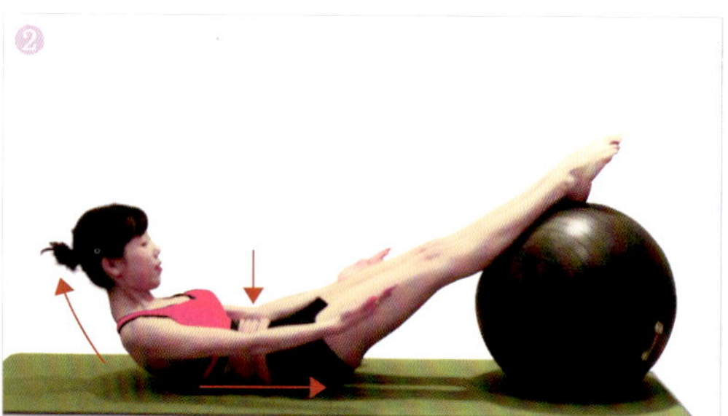

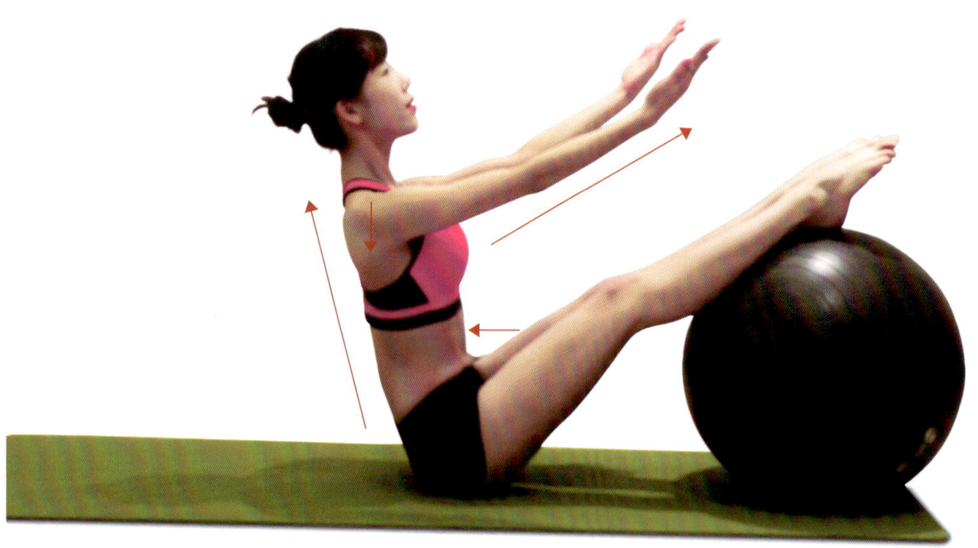

▶ **중급 / 횟수** 4회

▶ **준비자세**

- 바로 누운 상태에서 볼 위에 다리를 놓는다.
- 턴아웃 자세에서 허벅지 안쪽을 조인다.
- 팔은 옆에 두고 손바닥은 바닥에 붙인다.

▶ **동작순서**

들숨:준비한다.

날숨:머리를 바닥에서 들어올려 턱을 당기며 팔을 앞으로 뻗는다. 복부에 힘을 주고 엉덩이와 허벅지 안쪽을 조이면서 몸을 균형점까지 올린다. 티저 정점에서 복부를 수축하면서 팔을 사선으로 뻗는다.

들숨:정점에서 숨을 들이쉰다.

날숨:몸을 천천히 내리면서 끝까지 엉덩이와 허벅지 안쪽을 조인다.

▶ **지도방법** 햄스트링이 타이트하면 공을 더 멀리 떨어뜨려 발바닥에 두고 시작한다.

▶ **이미지** 몸 전체가 큰 V자가 된다고 생각한다.

▶ **목적**

- 복부와 고관절 굴근 강화
- 척추 분절

▶ **주의사항**

- 어깨를 올리지 않는다.
- 배꼽을 척추쪽으로 계속 민다고 생각한다.
- 요통이 있는 사람은 피한다.

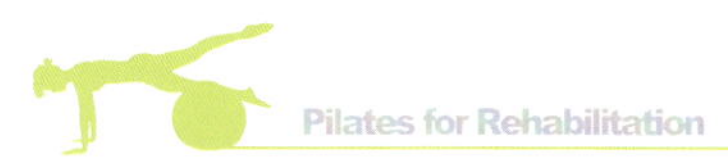

17 롤 오버(Roll Over)

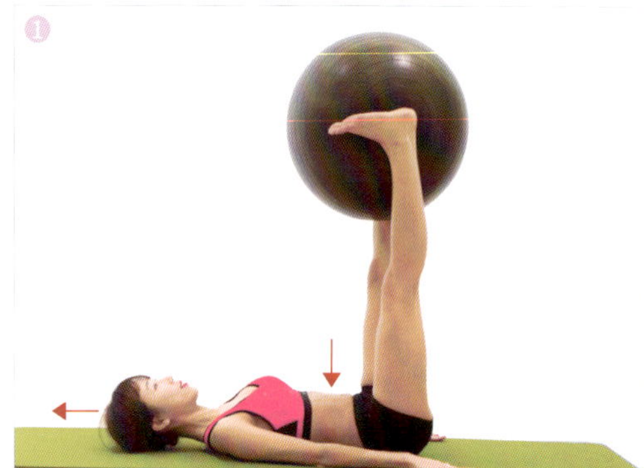

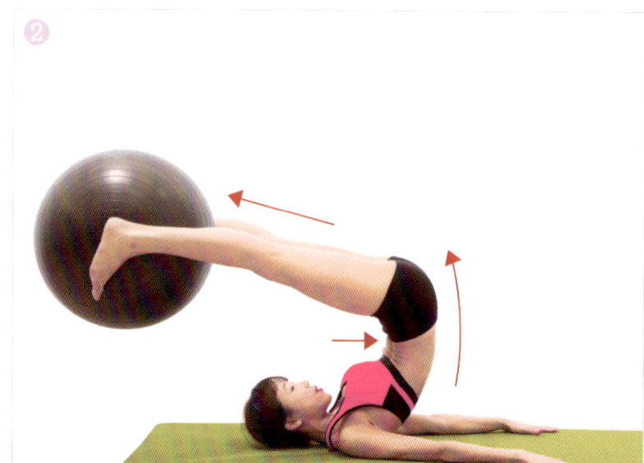

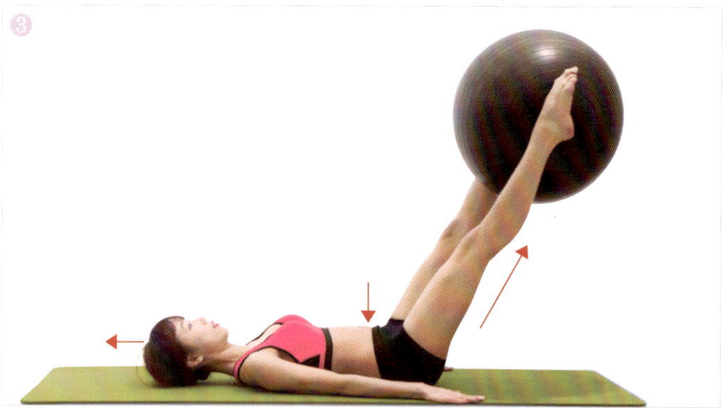

▶ **고급/ 횟수** 4회

▶ **준비자세**

- 똑바로 누운 상태에서 발목에 볼을 끼운다.
- 팔은 옆에 두고 손바닥은 바닥에 붙인다.

▶ **동작순서**

들숨 : 준비한다.

날숨 : 볼을 들어올려 머리 뒤로 넘긴다.

복부는 끌어당긴다.

견갑골 사이에 균형을 잡고 볼을 뒤로 뻗는다.

날숨 : 척추를 하나하나씩 분절하며 뒤꿈치를 길게 하며 발목을 굽힌다. 엉덩이

가 마루에 닿을 때까지 복부에 힘을 주고 동작을 조절한다.

▶ **지도방법** 팔을 바닥에 눌러 동작을 조절하고 어깨를 안정적으로 등 아래로 내

린다.

▶ **이미지** 몸을 폴더처럼 접었다 폈다 하는 모습을 상상한다.

▶ **목적**

- 척추 강화 및 분절
- 복부, 허벅지 안쪽, 삼두근, 광배근 강화

▶ **주의사항**

- 목 위로 굴리지 않는다.
- 요통이 있는 사람은 피한다.

18 오픈 레그 락커(Open Leg Rocker)

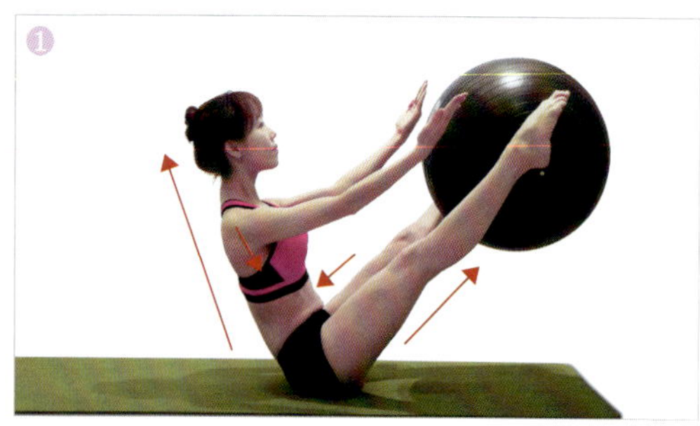

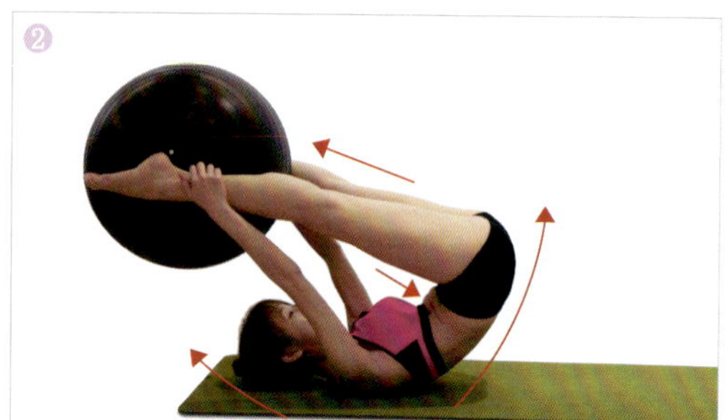

▶ **고급 / 횟수** 5회

▶ **준비자세** 볼을 다리 사이에 끼우고 티저 자세로 몸을 들어올려 숨을 들이쉰다.

▶ **동작순서**

들숨: 다리를 잡는다.

높게 잡을수록 동작이 어려워지므로 무릎 근처부터 잡기 시작한다.

뒤쪽으로 공을 보내면서 롤 오버 자세를 취한다.

날숨: 돌아온다.

▶ **지도방법**

• 견갑골 사이에 균형을 유지한다.

• 어깨를 내린다.

▶ **이미지** 오뚜기 인형처럼 중심을 잃지 않는다고 생각한다.

▶ **목적**

• 척추 강화 및 분절

• 복부, 삼두근, 광배근 강화

▶ **주의사항**

• 목 위로 굴리지 않는다.

• 요통이 있는 사람은 피한다.

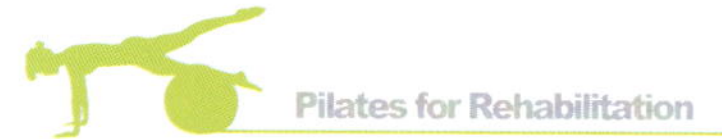

19 코크스크류(Corkscrew)

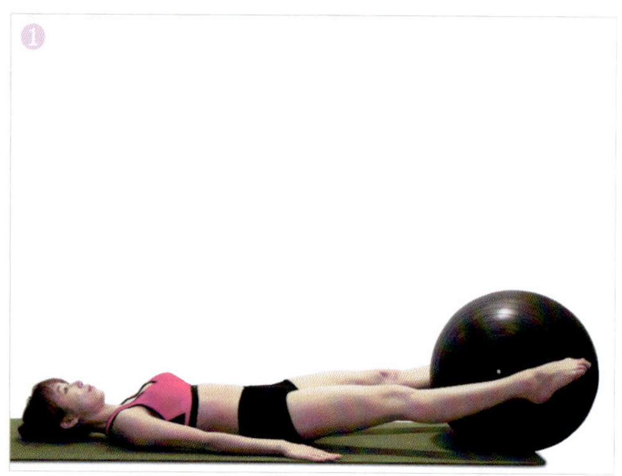

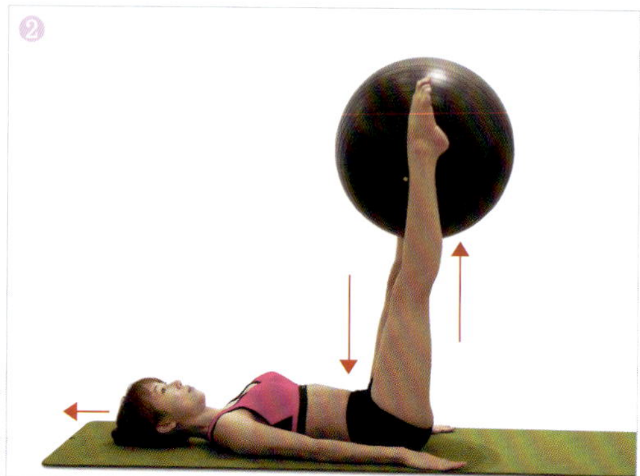

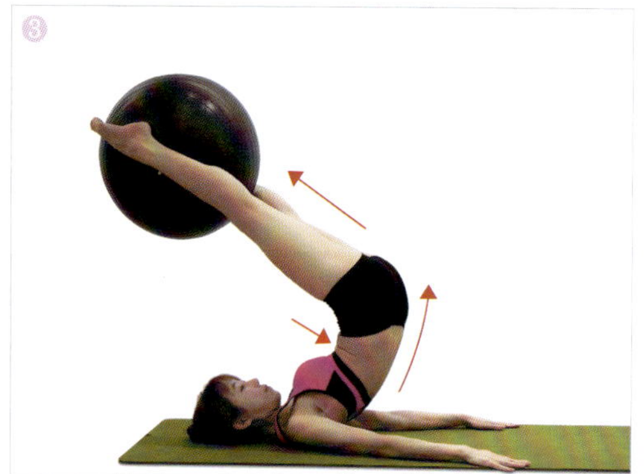

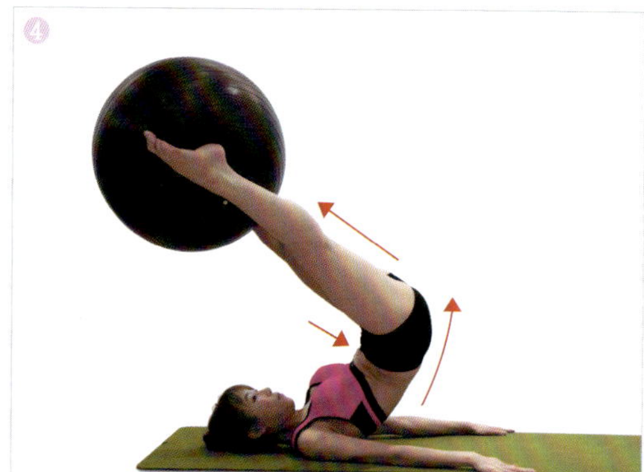

▶ **고급 / 횟수** 4회

▶ **준비자세**

- 다리를 사선 방향으로 만든 다음 볼을 다리 사이에 고정하고 눕는다.
- 팔은 양옆에 둔다.

▶ **동작순서**

들숨 : 준비한다.

날숨 : 엉덩이를 왼쪽부터 들어올려 볼로 크게 원을 그린다.

볼을 들어올려 머리 위로 넘기면서 계속 원을 그린다.

원을 그리면서 오른쪽으로 향한다.

들숨 : 방향을 바꿔서 같은 동작을 수행한다.

▶ **지도방법**

- 견갑골 사이에 균형을 유지한다.
- 어깨를 내린다.
- 팔로 바닥을 누른다.

▶ **이미지** 지구본을 들고 세계를 일주한다고 생각한다.

▶ **목적**

- 척추 강화 및 분절
- 복부 강화

▶ **주의사항**

- 목 위로 굴리지 않는다.
- 요통이 있는 사람은 피한다.

20 쏘우(The Saw)

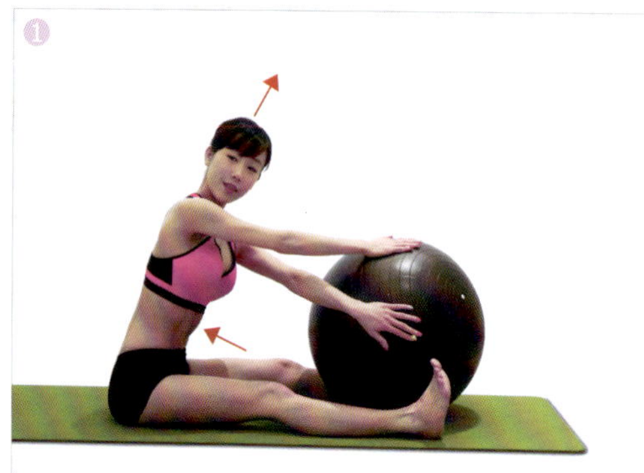

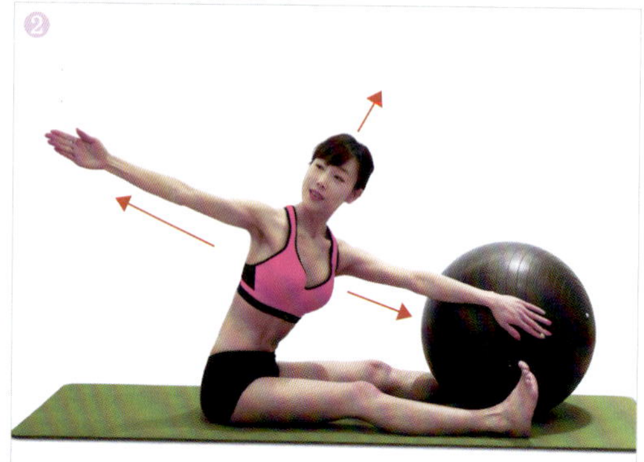

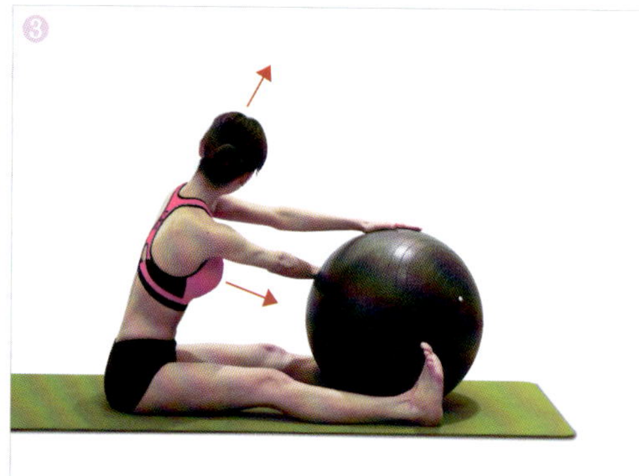

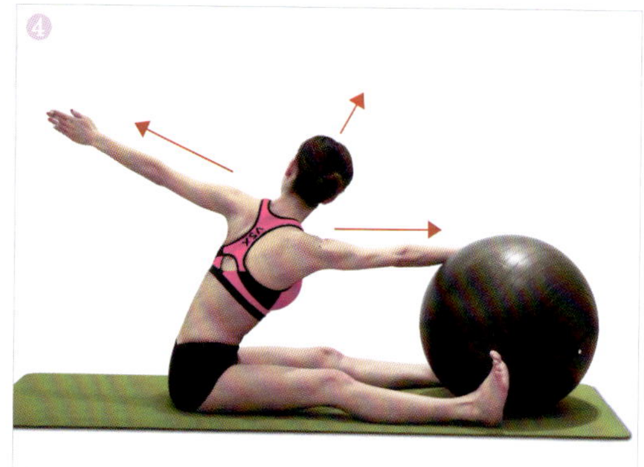

▶ 고급 / 횟수 4회

▶ 준비자세

• 볼을 다리 사이에 끼우고 허벅지 안쪽을 조인다.

• 팔은 창처럼 펴서 볼 위에 놓는다.

▶ 동작순서

들숨 : 준비한다.

날숨 : 왼쪽 팔을 오른쪽 밑으로 끼운다.

가운데부터 비틀어 왼쪽 팔을 오른쪽 다리쪽으로 뻗는다.

볼을 약간 누르면서 새끼손가락으로 새끼발가락을 톱질하듯이 움직인다.

오른쪽 팔은 뒤로 뻗는다.

▶ 지도방법

• 엉덩이가 떨어지지 않도록 주의한다.

• 허벅지 안쪽에 힘을 주어 볼이 빠져나가지 않도록 유의한다.

▶ 이미지

• 척추가 나선형 계단이라고 생각한다.

• 부드러운 톱질을 한다고 상상한다.

▶ 목적

• 등근육, 요방형근 강화

• 척추 회전력 증가

▶ 주의사항

• 한쪽으로 엉덩이가 떨어지지 않게 주의한다.

• 복부에 계속 힘을 주어 허리가 무너지지 않게 한다.

21 스완(Swan)

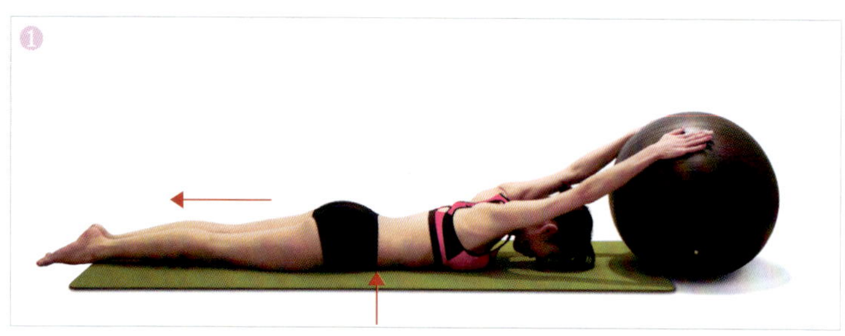

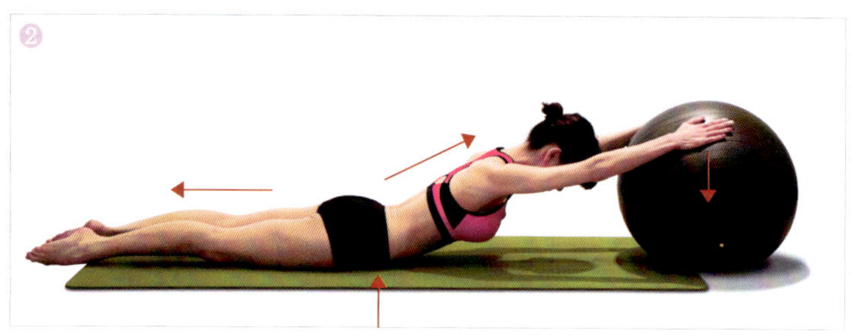

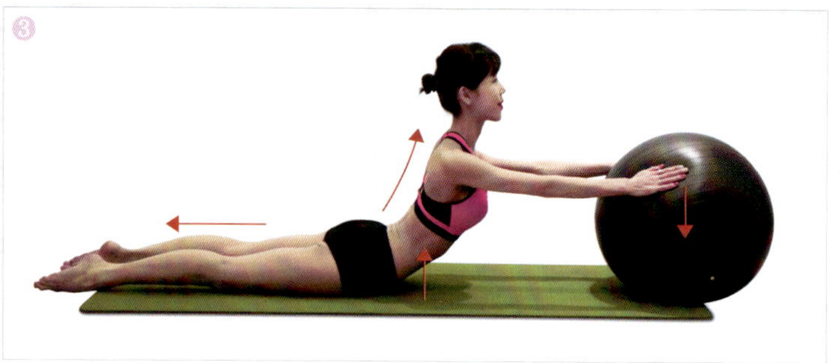

▶ **초급/횟수** 4회

▶ **준비자세**

- 엎드린 상태에서 얼굴은 바닥에 붙이고 팔을 어깨보다 약간 넓게 해서 볼 위에 얹는다.
- 다리는 턴 아웃 상태로 엉덩이 너비만큼 벌린다.

▶ **동작순서**

들숨 : 준비한다.

날숨 : 어깨가 귀에서 떨어지도록 볼을 눌러 약간 몸 안쪽으로 오게 만든다.

머리와 상체를 들어올린다.

들숨 : 팔을 볼 안쪽으로 당기면서 계속 들어올린다.

엉덩이와 복부는 계속 조여 허리에 무리가 가지 않도록 주의한다.

날숨 : 돌아간다.

▶ **지도방법**

- 엉덩이가 바닥에서 떨어지지 않도록 주의한다.
- 허벅지 안쪽에 힘을 주어 볼이 빠져나가지 않게 한다.

▶ **이미지** 바닥에 기어가는 개미를 보면서 머리를 들어올린다.

▶ **목적**

- 등과 목신근 강화
- 광배근, 흉근 스트레칭

▶ **주의사항**

- 어깨를 내리고 목이 길어진다.
- 복부에 계속 힘을 준다.
- 머리와 척추가 한 라인이 되게 한다.

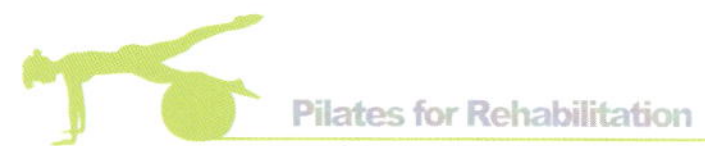

22 더블 레그 킥스(Double Leg Kicks)

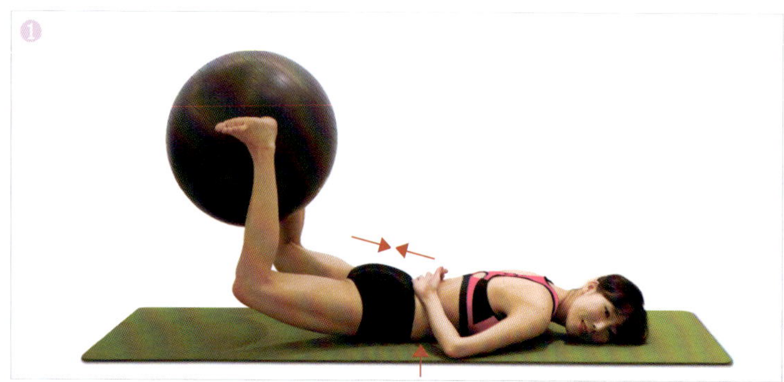

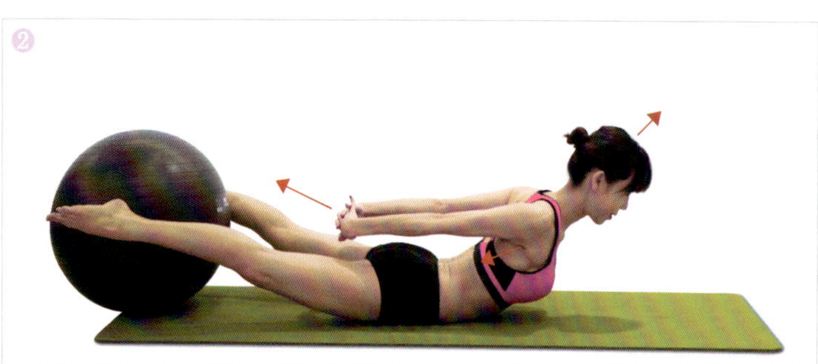

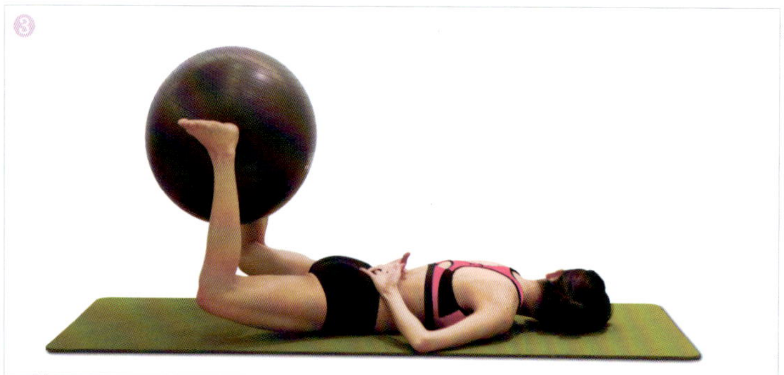

▶ **중급 / 횟수** 4회

▶ **준비자세**

- 엎드린 상태에서 얼굴은 한쪽으로 향하게 하고 무릎을 90도로 구부려서 볼을 발목 사이에 끼운다.
- 팔꿈치를 최대한 구부려 옆에 편하게 놓고 손은 등 뒤로 깍지를 낀다.

▶ **동작순서**

들숨:준비한다.

볼에 자극을 주면서 위로 살짝 3회 들어올리며 발목도 함께 조인다.

날숨:팔과 다리를 뒤로 뻗으면서 허벅지를 들어올린다.

들숨:머리는 반대 방향으로 해서 돌아온다.

▶ **지도방법**

- 머리와 상체를 들 때 허벅지는 바닥에서 떨어지게 만든다.
- 다리를 뻗을 때 다리가 길어지도록 한다.

▶ **이미지** 가슴에 헤드라이트가 있다고 생각하며 가슴을 젖힌다.

▶ **목적**

- 골반, 햄스트링, 목신근 강화
- 흉근과 복부 스트레칭

▶ **주의사항**

- 등을 아치 모양으로 굽히지 않는다.
- 배꼽은 바닥에서 떨어지도록 한다.

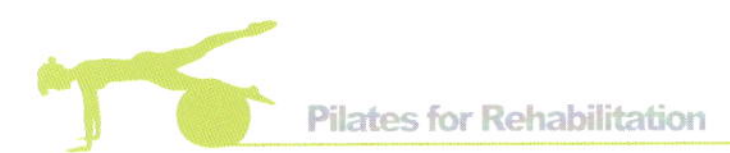

23 힌지 컬 롤 다운(Hinge Curl Roll Down)

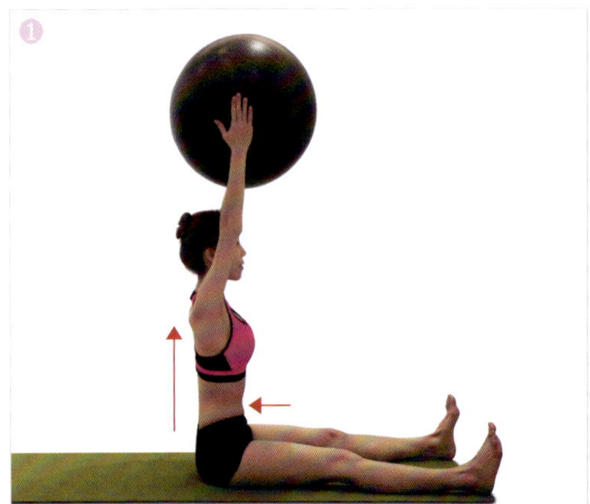

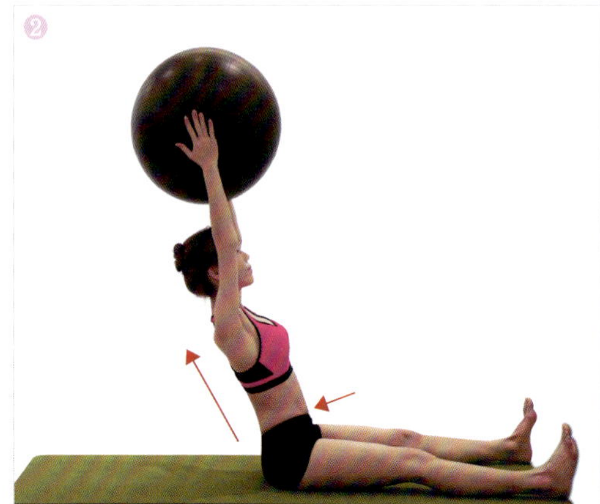

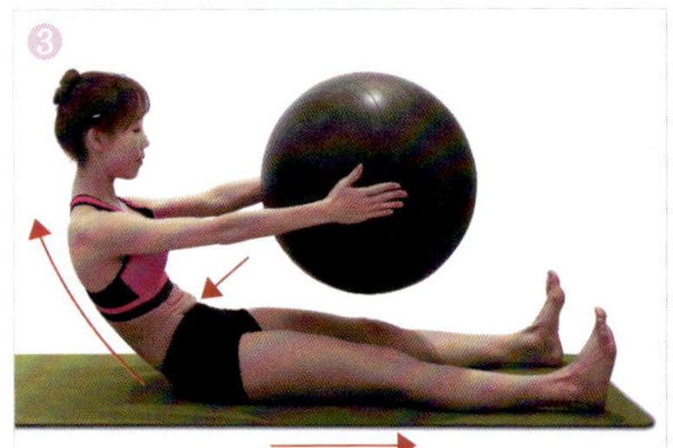

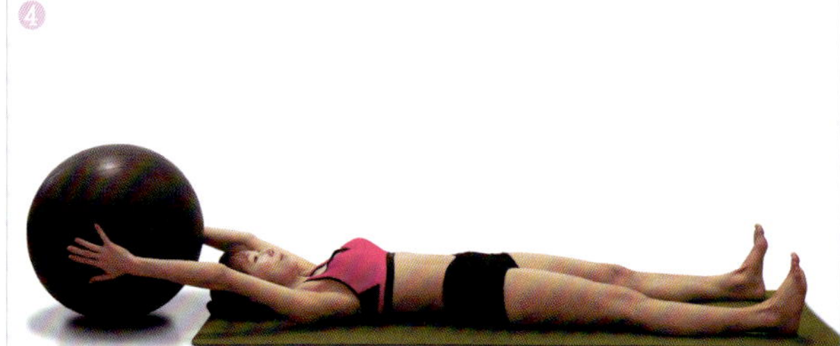

▶ 초고급 / 횟수 4회

▶ 준비자세 다리를 엉덩이 너비만큼 벌려 뻗은 다음 볼을 양손으로 잡고 위로 뻗는다.

▶ 동작순서

들숨:등을 펴서 뒤로 똑바로 기울이면서 복부에 힘을 준다.

날숨:복부를 끌어당겨 C자 모양을 만들면서 척추를 하나하나 분절하며 내려간다.

들숨:팔과 볼을 뒤로 뻗고, 등을 평평하게 만들면서 눕는다.

날숨:공을 위로 들어올리며 턱을 당기면서 올라온다.

들숨:공을 위로 뻗으며 척추를 하나하나 쌓듯이 올라온다.

▶ 지도방법 허벅지 안쪽과 복부에 계속해서 힘을 준다.

▶ 이미지 다리를 고정시킨 상태에서 상체와 볼만 움직인다고 생각한다.

▶ 목적

- 복부와 고관절 굴근 강화
- 척추 분절

▶ 주의사항 쉬운 롤업부터 연습하도록 한다.

24 클래식 브리지(Classic Bridge)

▶ **초급/횟수** 4회

▶ **준비자세**

- 바로 누운 상태에서 다리를 펴서 볼 위에 올려놓는다.
- 손바닥은 바닥에 둔다.

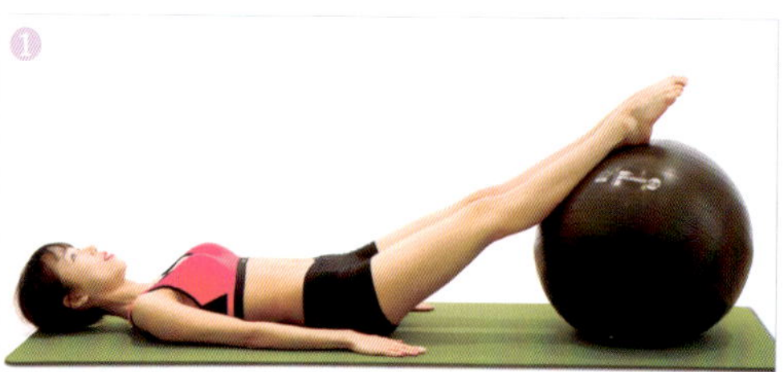

▶ **동작순서**

들숨:준비한다.

날숨:복부를 당겨 꼬리뼈부터 말아서 엉덩이를 들어올린다.

들숨:엉덩이와 다리가 일직선이 되도록 유지한다.

날숨:척추를 하나하나 분절하며 내려온다.

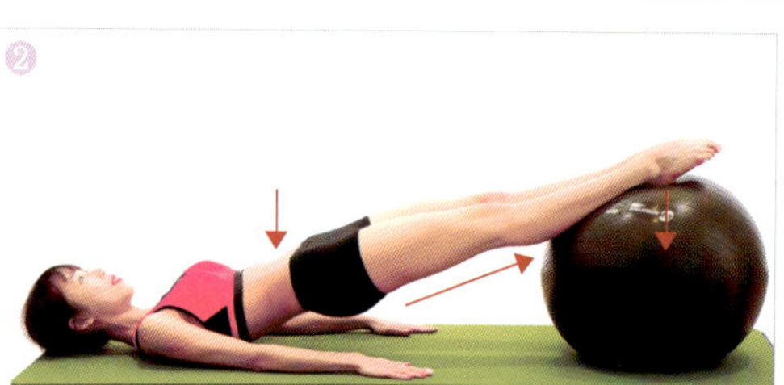

▶ **지도방법**

- 어깨부터 발끝까지 펴서 엉덩이와 몸이 일직선이 되게 만든다.
- 몸과 볼이 적당한 거리를 유지한다.

▶ **이미지** 몸이 하나의 다리가 되어 볼과 연결된다고 생각한다.

▶ **목적**

- 햄스트링과 둔부 강화
- 척추 분절 및 안정화

▶ **주의사항** 등이 아치 모양으로 굽어지지 않도록 주의한다.

25 싱글 브리지(Single Bridge)

▶ **중급 / 횟수** 각 4회

▶ **준비자세**

- 똑바로 누운 상태에서 다리를 펴서 볼 위에 올려놓는다.
- 손바닥은 바닥에 둔다.

▶ **동작순서**

들숨 : 준비한다.

날숨 : 오른쪽 다리를 굽혀 들어올린다.

들숨 : 멈춘다.

날숨 : 발가락을 천장쪽으로 뻗어 다른 쪽 엉덩이를 들어올린다고 생각한다.

들숨 : 돌아간다.

반대쪽도 한다.

▶ **지도방법**

- 어깨부터 발끝까지 펴서 엉덩이와 몸이 일직선이 되도록 만든다.
- 몸과 볼이 적당한 거리를 유지한다.
- 난이도를 높이려면 엉덩이를 비틀어 다리를 뻗은 후 다시 볼 위로 돌아온다.

▶ **이미지** 몸이 하나의 다리가 되어 볼과 연결된다고 생각한다.

▶ **목적**

- 햄스트링과 둔부 강화
- 척추 분절 및 안정화

▶ **주의사항** 등이 아치 모양이 되지 않도록 주의한다.

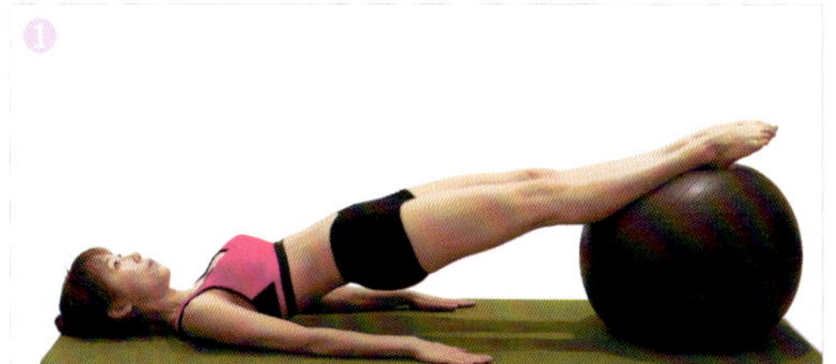
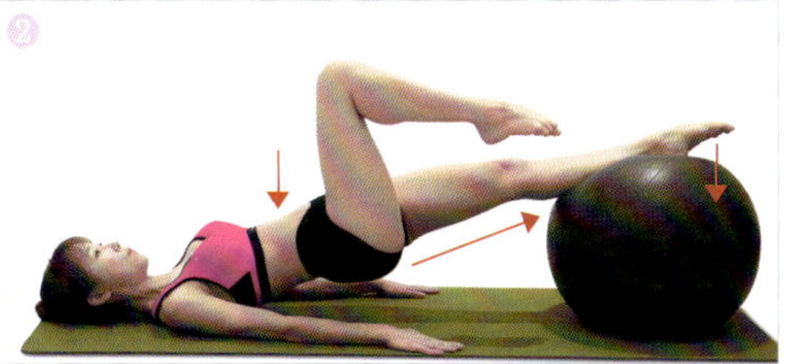
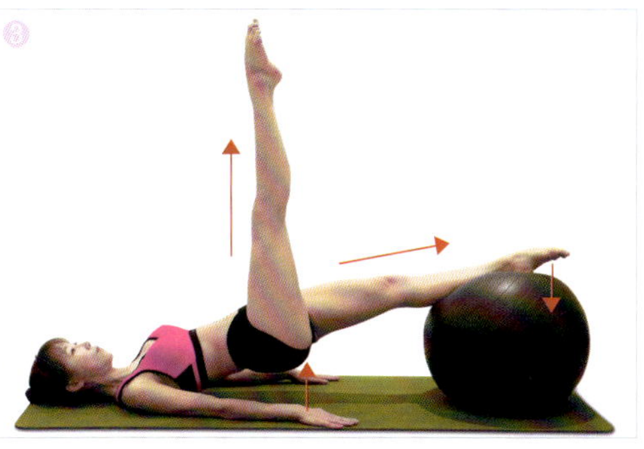

26 밴딩 브리지(Bending Bridge)

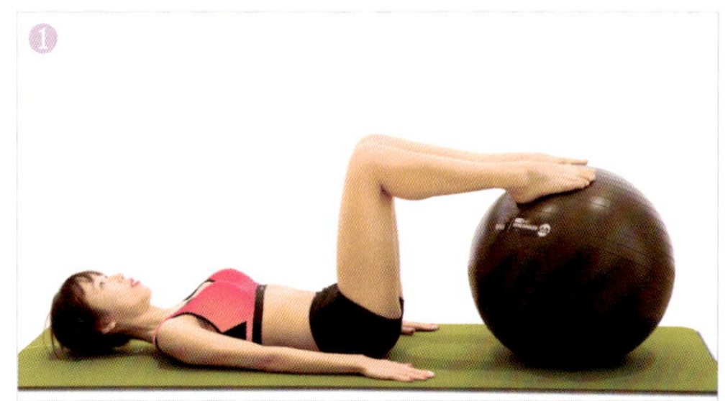 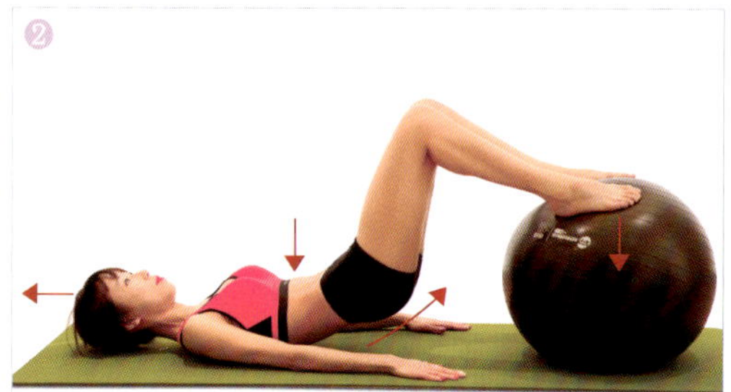

▶ **중급 / 횟수** 각 4회

▶ **준비자세** 바로 누운 상태에서 발은 볼 위에 올려놓고 무릎은 구부린다.

▶ **동작순서**

들숨 : 준비한다.

날숨 : 복부에 힘을 주고 꼬리뼈부터 말아올려 들어올린다.

들숨 : 브리지 정점에서 숨을 들이쉬고 크게 호흡하면서 자세를 유지한다.

날숨 : 돌아간다.

▶ **지도방법**

• 볼이 빠져나가지 않도록 주의한다.

• 복부에 계속 힘을 주어 균형을 유지한다.

▶ **이미지** 구르지 않는 볼 위에서 운동한다고 생각한다.

▶ **목적**

• 무릎 안정화

• 햄스트링 강화

▶ **주의사항** 등이 아치 모양이 되지 않게 주의한다.

27 햄스트링 스트레칭(Hamstring Stretching)

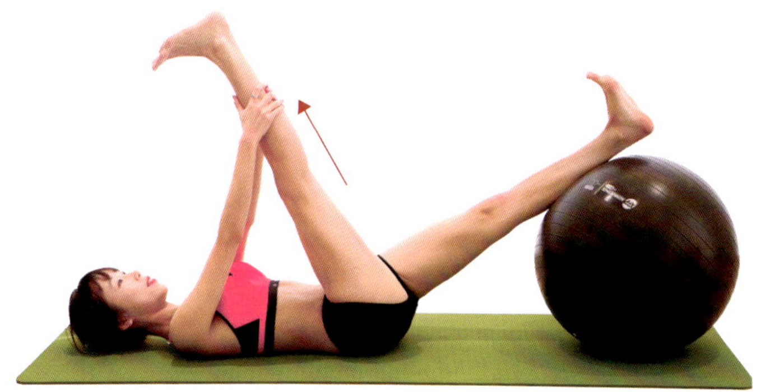

▶ 중급 / 횟수 각 4회

▶ 준비자세 다리를 펴고 볼 위에 발을 올려놓는다.

▶ 동작순서

- 호흡하면서 한쪽 다리를 들어올려 손으로 잡고 그 상태를 유지한다.
- 다리 앞쪽 사두근을 쓰면서 되도록 다리를 곧게 유지한다.
- 숨을 내쉴 때마다 다리를 가슴쪽으로 더 당겨 스트레칭한다.

▶ 지도방법

- 어깨는 바닥에 고정하고 올리지 않는다.
- 척추의 중립을 유지한다.

▶ 이미지 다리를 당길 때마다 길어진다고 생각한다.

▶ 목적

- 무릎 안정화
- 햄스트링 스트레칭

▶ 주의사항

- 등이 아치 모양이 되지 않게 주의한다.
- 어깨는 올리지 않는다.

28 드럼(Drum)

▶ **초급 / 횟수** 각 30-40회

▶ **준비자세** 똑바로 누운 상태에서 무릎을 굽혀 종아리를 볼 위에 올려놓고 발목은 굽힌다.

▶ **동작순서**

들숨 : 준비한다.

날숨 : 뒤꿈치로 공을 두드린다. 점점 속도를 높이고 동작은 작게 한다.

▶ **지도방법**

- 어깨는 바닥에 고정하고 올리지 않는다.
- 척추 중립을 유지한다.
- 리듬있게 두드린다.

▶ **이미지** 발로 드럼을 친다고 생각한다.

▶ **목적**

- 햄스트링 강화
- 스트레스 해소

▶ **주의사항**

- 등이 아치 모양이 되지 않게 주의한다.
- 어깨는 올리지 않는다.

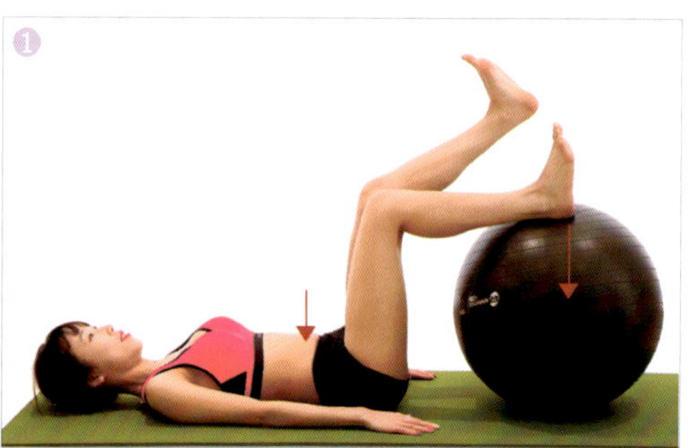

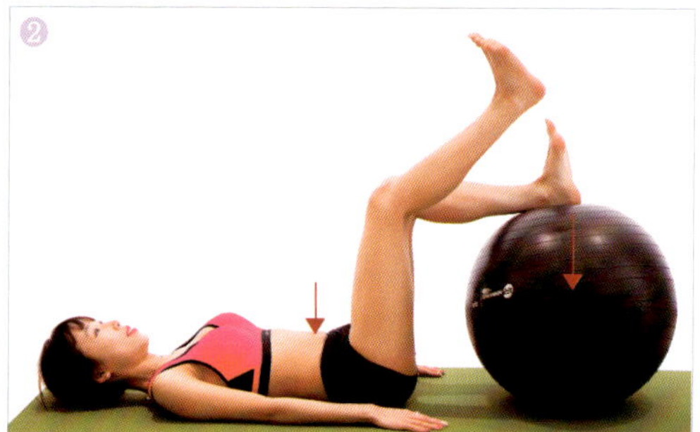

29 세미 서클(Semi Circle)

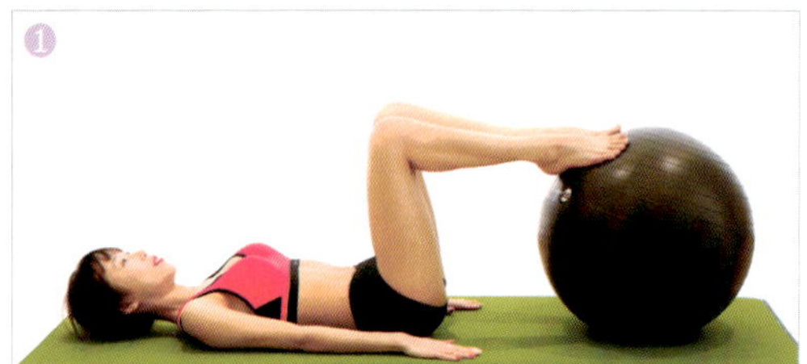

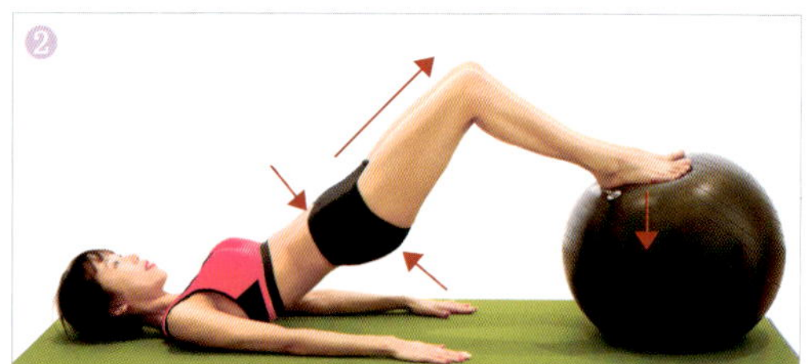

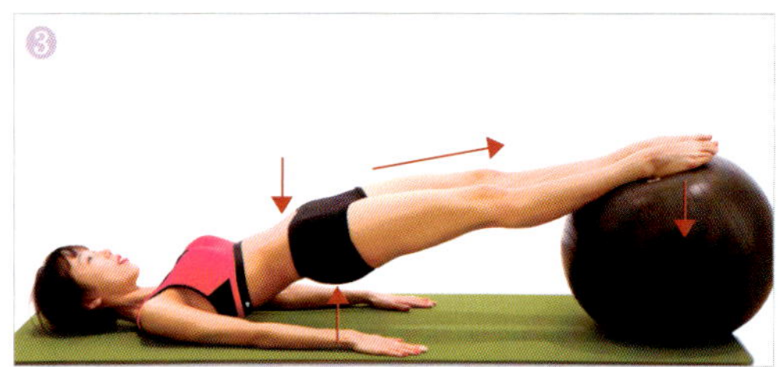

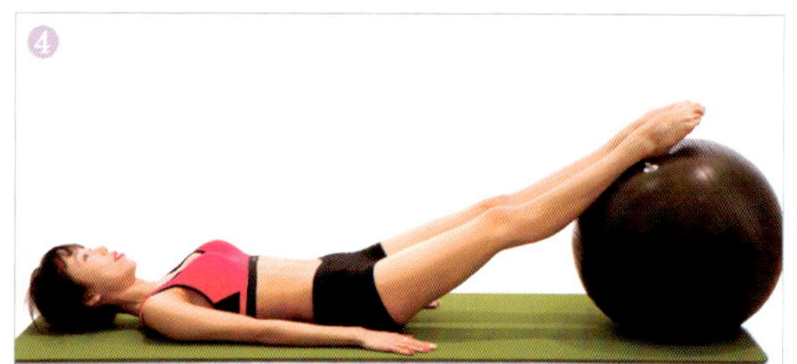

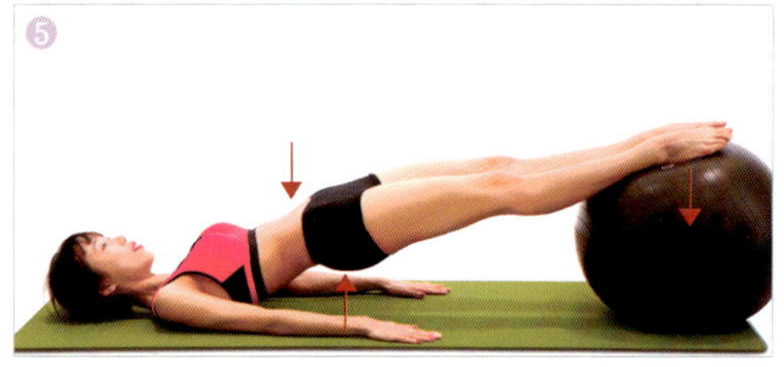

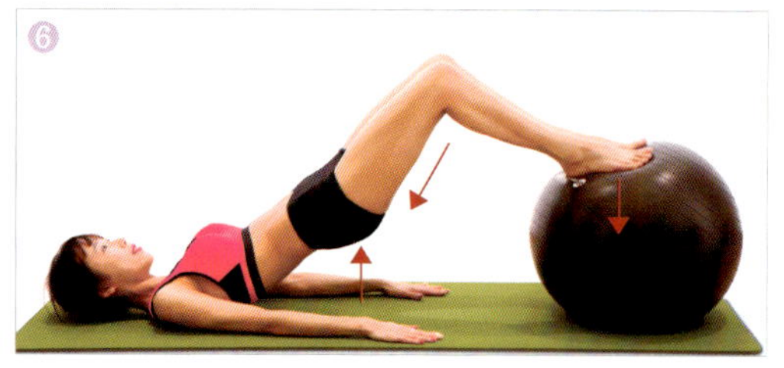

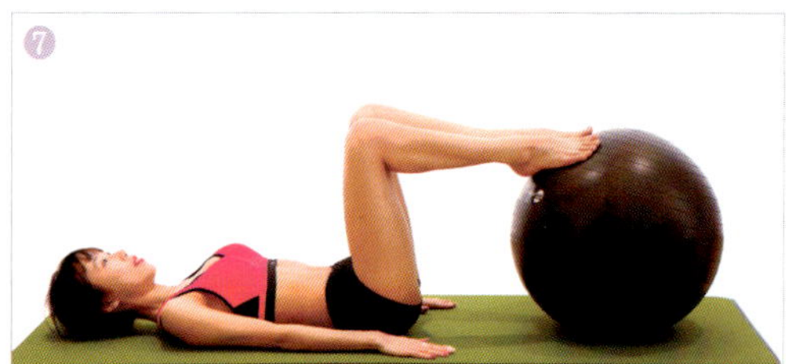

▶ **고급 / 횟수** 각 3회

▶ **준비자세**

- 똑바로 누운 상태에서 팔은 옆에 두고 다리는 무릎을 구부려 엉덩이보다 약간 넓게 벌린다.
- 개구리가 웅크린 자세를 취한다.
- 발볼을 볼 위에 올려놓고 뒤꿈치는 볼에서 뗀 후 조인다.

▶ 동작순서

들숨:준비한다.

날숨:복부를 당겨 엉덩이와 허벅지가 일직선이 되게끔 들어올린다. 뒤꿈치를 볼에서 들어올려 함께 조인다. 호흡을 크게 하면서 자세를 유지한다. 점점 속도를 높이고 동작은 작게 한다.

들숨:브리지 자세에서 다리를 편다.

날숨:척추를 하나하나 내리면서 숨을 내쉰다.

날숨:다리를 편 상태에서 꼬리뼈를 말아올려 브리지 자세를 만든다.

들숨:엉덩이를 든 상태를 유지하면서 볼을 몸쪽으로 당겨 무릎을 굽혀 개구리 자세로 돌아간다.

날숨:준비 자세로 돌아간다.

▶ 지도방법

• 어깨는 바닥에 고정시키고 올리지 않는다.

• 등을 아치 모양으로 만들지 말고 복부와 엉덩이를 조인다.

• 브리지 자세에서 흉곽은 내린다.

▶ 이미지 내 몸이 샌드위치처럼 납작하다고 생각하며 복부와 엉덩이를 계속 조인다.

▶ 목적

• 햄스트링, 둔근, 허벅지 안쪽 강화

• 고관절 굴근, 대퇴사두근 스트레칭

• 척추 분절

▶ 주의사항

• 등이 아치 모양이 되지 않도록 주의한다.

• 어깨는 올리지 않는다.

30 베이직 롤다운, 롤업(Basic Roll Down & Roll Up)

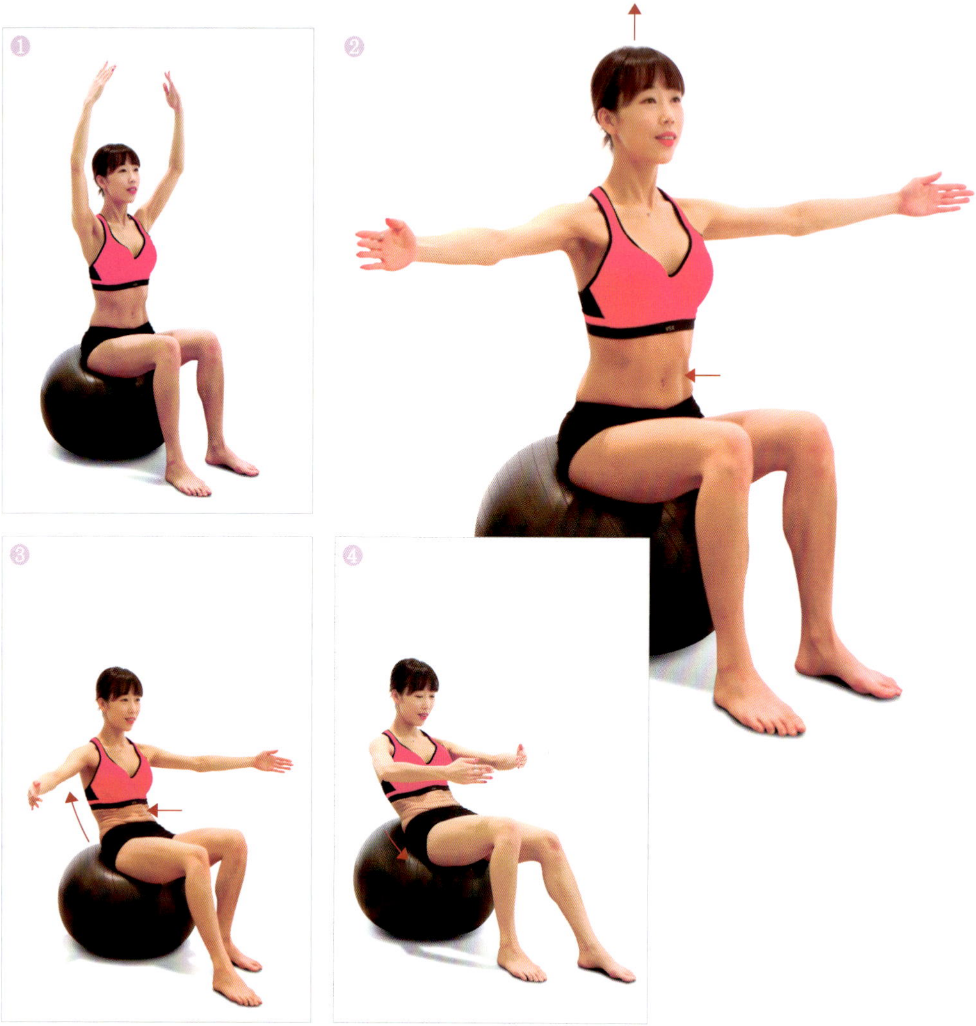

▶ **중급 / 횟수** 6회

▶ **준비자세**

- 볼 위에 앉은 상태에서 발을 엉덩이 너비만큼 벌린다.
- 팔을 위로 뻗으며 들이쉰다.

▶ **동작순서**

들숨:팔을 양옆으로 편다.

날숨:팔을 앞으로 감으면서 복부를 계속 끌어당겨 꼬리뼈부터 볼 앞으로 당긴다. 볼을 밀면서 천천히 네 걸음 정도 앞으로 내딛는다. 엉덩이, 무릎, 어깨가 같은 높이가 되게 해서 몸통이 체어 자세를 취한다.

들숨:팔을 머리 위로 뻗어 원을 그리며 옆으로 내린다.

날숨:몸을 다시 들어올린다. 숨을 계속 내쉬며 다시 네 걸음 정도 내딛으면서 볼 위에 앉는다.

들숨:척추를 세운다.

▶ **지도방법**

- 꼬리뼈부터 말면서 척추를 하나하나 롤다운한다.
- 롤업할 때도 척추를 하나하나 쌓듯이 올라온다.

▶ **이미지** 매트에서 롤업과 롤다운한다고 생각한다.

▶ **목적**

- 복부 강화
- 균형과 조절 지도

▶ **주의사항**

- 볼에서 떨어지지 않도록 천천히 한다.
- 복부에 계속 힘을 주어 동작을 조절한다.

31 몸통 체어(Torso Chair)

▶ **초급 / 횟수** 6회

▶ **준비자세**

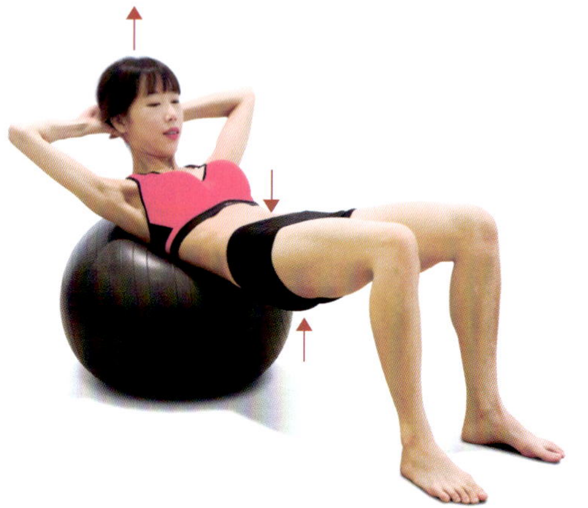

- 볼 위에 앉은 상태에서 발을 엉덩 이 너비만큼 벌린다.
- 팔을 위로 뻗으며 숨을 들이쉰다.

▶ **동작순서**

들숨 : 팔을 양옆으로 편다.

날숨 : 팔을 앞으로 감으면서 복부를 계속 끌어당겨 꼬리뼈부터 볼 앞으 로 당긴다. 볼을 밀면서 천천히 네 걸음 정도 앞으로 내딛는다.

엉덩이, 무릎, 어깨가 같은 높이가 되게 해서 몸통을 체어 자세로 만든다.

손은 머리 뒤로 깍지를 끼고 나서, 심호흡을 2회 정도 한다.

▶ **지도방법**

- 꼬리뼈부터 말면서 척추를 하나하나 롤다운한다.
- 롤업할 때도 척추를 하나하나 쌓듯이 올라온다.

▶ **이미지** 몸통이 테이블과 의자라고 생각한다.

▶ **목적**

- 복부 강화
- 균형과 조절 지도

▶ **주의사항**

- 볼에서 떨어지지 않도록 천천히 한다.
- 복부에 계속 힘을 주어 동작을 조절한다.

32 싱글 레그 체어(Single Leg Chair)

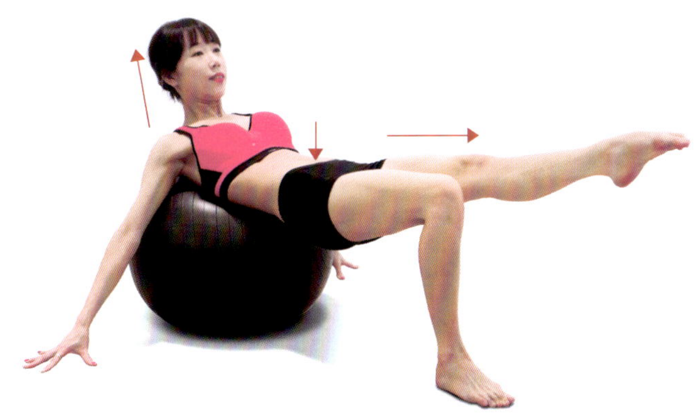

▶ 중급 / 횟수 6회

▶ 준비자세 몸통 체어 자세로 시작한다.

▶ 동작순서

들숨 : 한쪽 다리를 들어서 앞으로 편다.

날숨 : 다리를 내리고 반대쪽 다리를 들어올린다.

▶ 지도방법 균형을 위해 손으로 바닥을 짚는다.

▶ 이미지 몸통이 테이블과 의자라고 생각한다.

▶ 목적

• 복부 강화

• 균형과 조절 지도

▶ 주의사항

• 볼에서 떨어지지 않도록 천천히 한다.

• 복부에 계속 힘을 주어 동작을 조절한다.

33 버트 스퀴즈(Butt Squeeze)

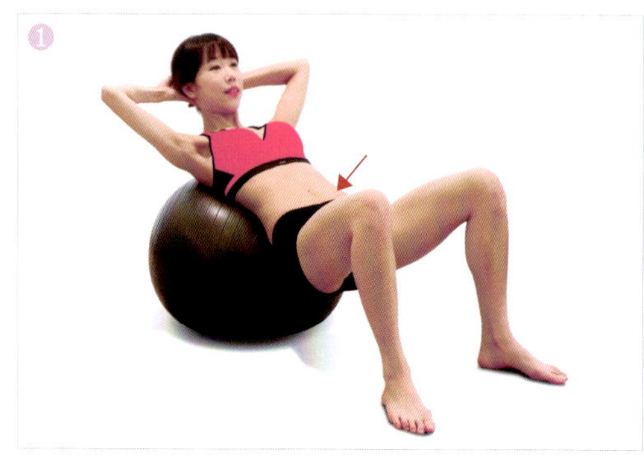

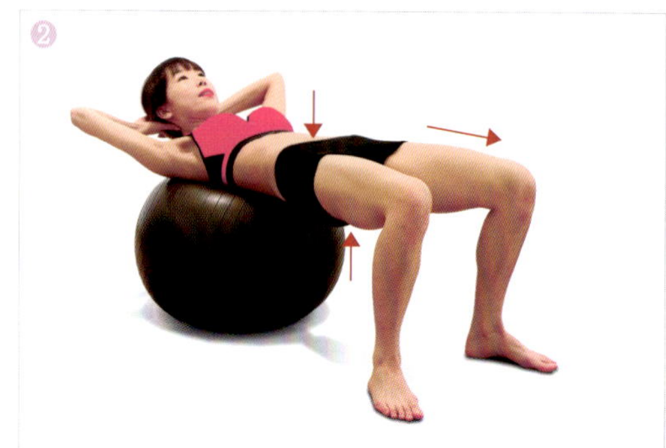

▶ **중급 / 횟수** 6회

▶ **준비자세**

- 다리를 넓게 벌린 다음 무릎과 발을 턴 아웃한다.
- 손가락은 깍지를 끼워 머리 뒤에 붙인다.

▶ **동작순서**

들숨 : 엉덩이를 약간 내린다.

날숨 : 엉덩이를 조이면서 들어올린다.

▶ **지도방법** 복부에 계속 힘을 주고 둔부를 조인다.

▶ **이미지** 몸통은 안정되게 유지한다.

▶ **목적**

- 복부 강화
- 균형과 조절 지도

▶ **주의사항** 복부에 계속 힘을 주어 동작을 조절한다.

34 상복부 컬스(Upper Abdominal Curls)

▶ **중급** / **횟수** 8회

▶ **준비자세**

- 체어 자세를 취한 다음, 볼 위에 눕는다.
- 다리는 넓게 턴 아웃한다.
- 손가락은 깍지를 껴서 머리 뒤로 붙인다.

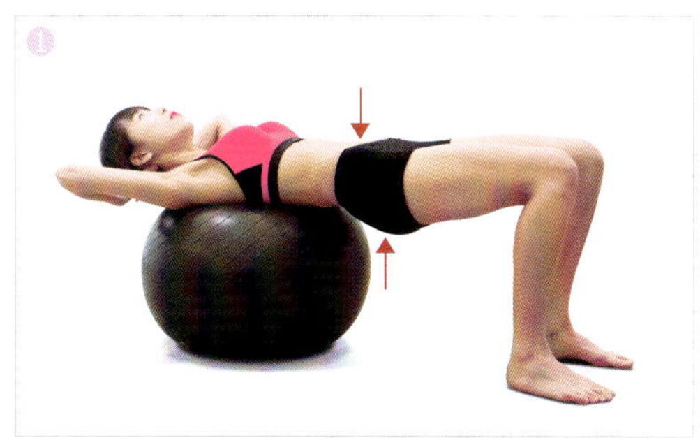

▶ **동작순서**

들숨: 준비한다.

날숨: 턱을 앞으로 당기면서 상체를 올린다.

견갑골을 볼에서 떨어뜨린다.

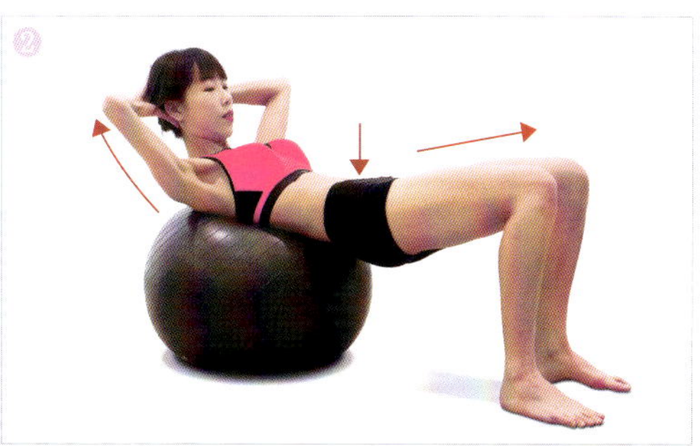

▶ **지도방법**

- 준비 자세로 갈 때 흉곽을 내밀지 않도록 주의한다.
- 엉덩이를 조이면서 최대한 떨어뜨리지 않는다.

▶ **이미지** 매트에서 하듯이 몸통은 안정되게 유지한다.

▶ **목적**

- 복부와 골반 강화
- 균형과 조절 지도

▶ **주의사항**

- 복부에 계속 힘을 주어 동작을 조절한다.
- 상부를 들어올릴 때 엉덩이를 내리지 않는다.

3. 플랭크 & 프론 시리즈

01 푸쉬업(Push-Up)

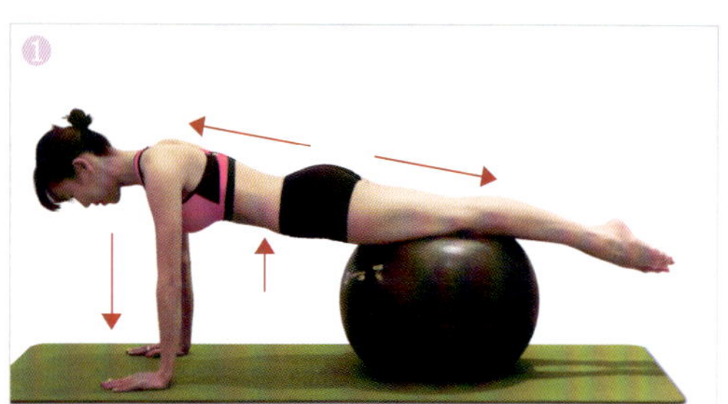

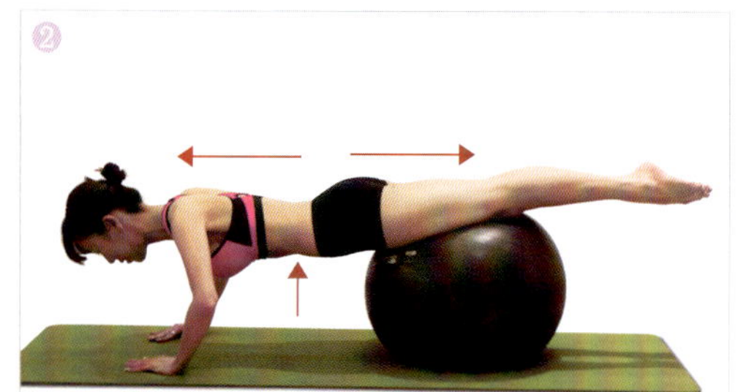

▶ **중급 / 횟수** 8~10회

▶ **준비자세**

- 볼 위에 무릎이 오도록 엎드리고 손은 바닥을 짚는다.
- 어깨에서 발끝까지 몸 전체가 일직선을 이루도록 만든다.
- 복부에 힘을 주며 볼을 앞뒤로 작게 굴려보면서 기본 플랭크를 우선 연습한다.

▶ **동작순서** 팔굽혀펴기를 하면서 지속적으로 호흡한다.

▶ **지도방법**

- 엉덩이를 조이고 복부에 힘을 준다.
- 팔을 굽힐 때 머리가 떨어지지 않는다.

▶ **이미지** 내가 강한 나무판자라고 생각한다.

▶ **목적**

- 팔, 등, 코어 강화
- 균형과 조절 지도

▶ **주의사항**

- 허리가 불편하면 동작을 작게 한다.
- 코어가 강화된 후 동작을 크게 한다.
- 손목 부상이 있는 사람은 피한다.

02 잭나이프(Jackknife)

▶ **고급 / 횟수** 6~8회

▶ **준비자세** 플랭크 자세를 취한다.

▶ **동작순서**

들숨 : 다리를 펴서 가슴쪽으로 볼을 당긴다.

몸을 'ㅅ'자로 접으며, 다리를 당긴다.

날숨 : 돌아간다.

▶ **지도방법**

- 엉덩이를 조이고 복부에 힘을 준다.
- 복부가 떨어지지 않도록 한다.

▶ **이미지**

- 배꼽을 등쪽으로 붙인다고 생각한다.
- 천장에서 내려온 실에 매달린다고 생각한다.

▶ **목적**

- 팔, 등, 코어 강화
- 균형과 조절 지도

▶ **주의사항**

- 요통이 있는 사람은 피한다.
- 손목 부상이 있는 사람은 피한다

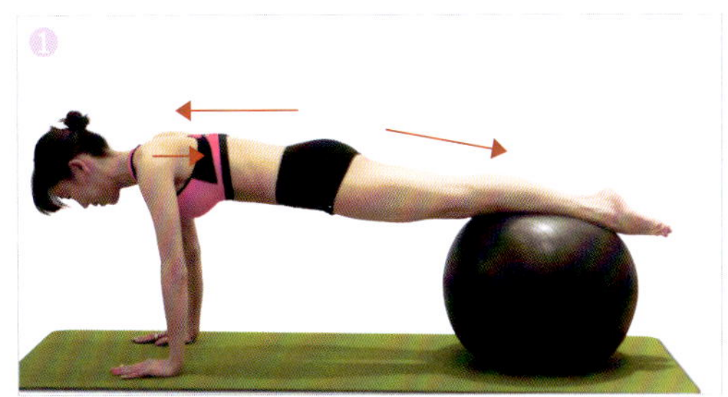

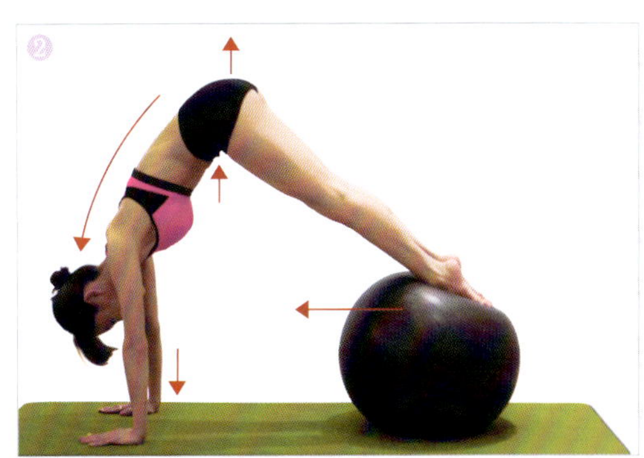

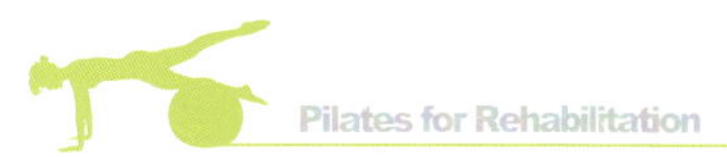

03 무릎 스트레칭(Knee Stretch)

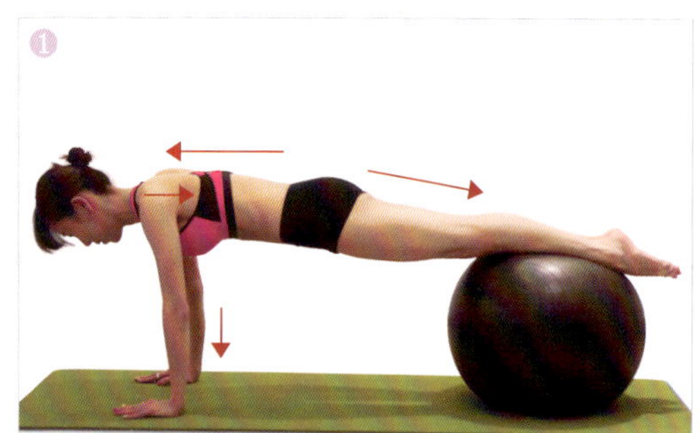
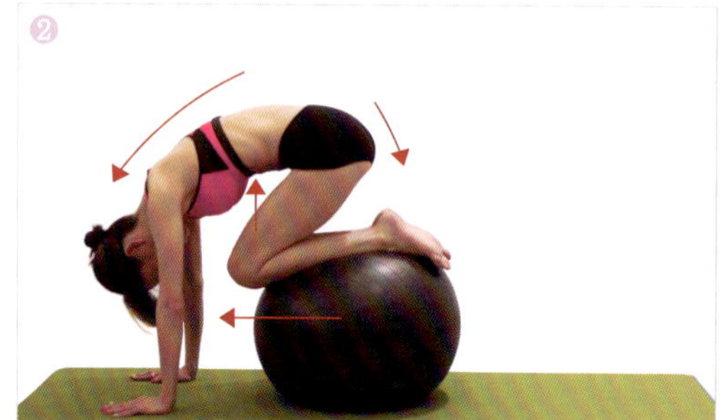

▶ **중급 / 횟수** 8회

▶ **준비자세** 플랭크 자세를 취한다.

▶ **동작순서**

들숨:무릎으로 공을 당기면서 무릎과 몸을 접는다. 아기처럼 자세를 취한다.

날숨:돌아간다.

▶ **지도방법**

- 엉덩이를 조이고 복부에 힘을 준다.
- 복부가 떨어지지 않도록 한다.

▶ **이미지**

- 배꼽을 등쪽으로 붙인다고 생각한다.
- 배 속의 태아라고 상상한다.

▶ **목적**

- 팔, 등, 코어 강화
- 균형과 조절 지도

▶ **주의사항**

- 요통이 있는 사람은 피한다.
- 손목 부상이 있는 사람은 피한다.

04 컨트롤 프론트(Control Front)

▶ **초고급/횟수** 각 3회

▶ **준비자세** 플랭크 자세를 취한다.

▶ **동작순서**

들숨:한쪽 다리를 들어올리면서
볼을 앞으로 약간 굴린다.
날숨:돌아간다.
반대쪽 다리도 한다.

▶ **지도방법**

- 엉덩이를 조이고 복부에 힘을 준
  다.
- 복부가 떨어지지 않도록 한다.
- 다리를 들어올릴 때 무게 중심이
  다른 곳으로 쏠리지 않도록 주의
  한다.

▶ **이미지** 배꼽을 등쪽으로 붙인다고
생각한다.

▶ **목적**

- 팔, 등, 코어 강화
- 균형과 조절 지도

▶ **주의사항**

- 요통이 있는 사람은 피한다.
- 손목 부상이 있는 사람은 피한다.

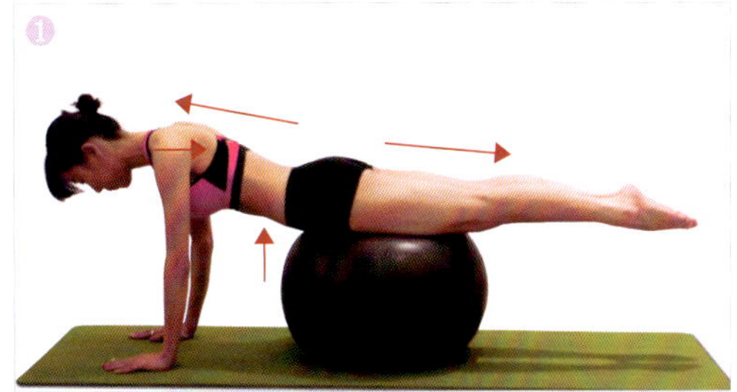

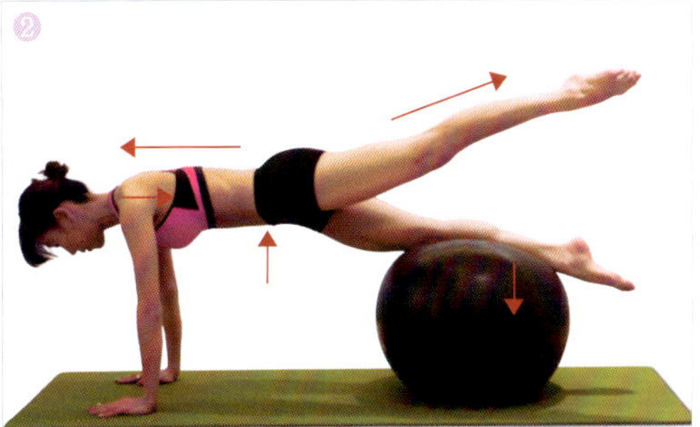

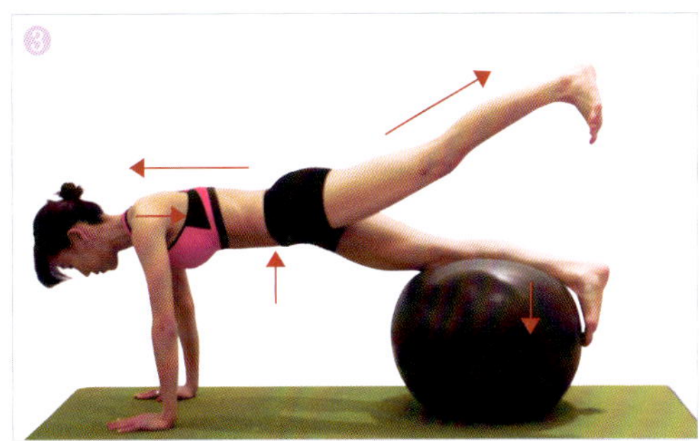

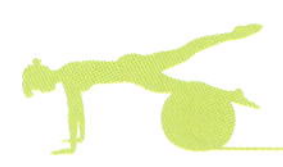

05 힙 트위스트(Hip Twist)

▶ **중급 / 횟수** 6회

▶ **준비자세** 플랭크 자세를 취한다.

▶ **동작순서**

들숨 : 준비한다.

날숨 : 엉덩이를 90도로 비틀어 어깨와 직각이 되도록 자세를 취한다. 이때 다리는 벌어지지 않도록 주의한다.

들숨 : 돌아간다. 반대 방향으로 한다.

▶ **지도방법**

• 엉덩이를 조이고 복부에 힘을 준다.

• 복부가 떨어지지 않도록 한다.

• 엉덩이를 비틀 때 몸의 균형을 잃지 않도록 주의한다.

▶ **이미지** 누워서 트위스트 춤을 춘다고 생각한다.

▶ **목적**

• 팔, 등, 코어 강화

• 척추 스트레칭

▶ **주의사항**

• 요통이 있는 사람은 피한다.

• 손목 부상이 있는 사람은 피한다.

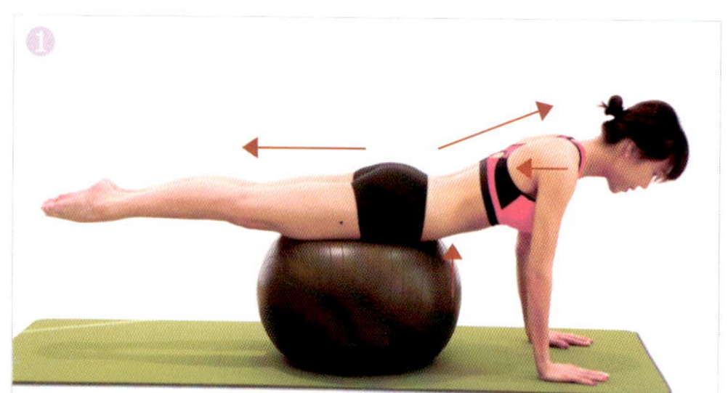

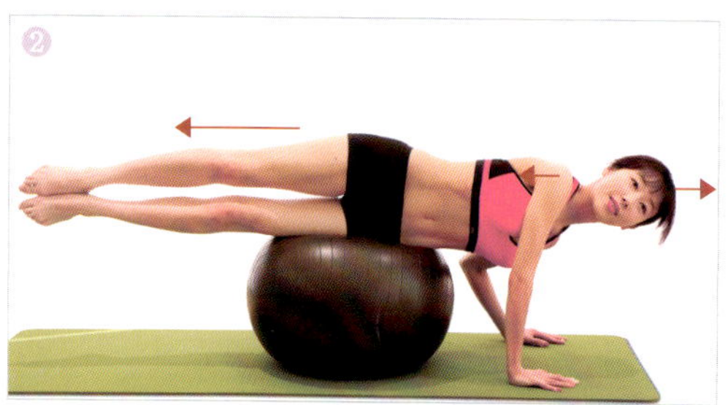

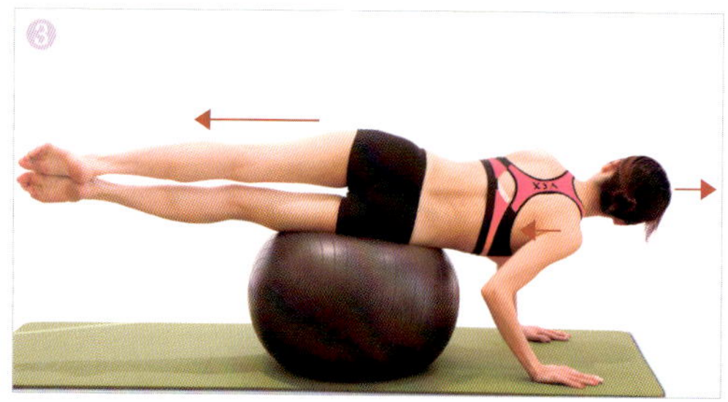

06 스완 락킹(Swan Rocking)

▶ **중급** / **횟수** 8회

▶ **준비자세** 플랭크 자세를 취한다.

▶ **동작순서**

들숨 : 등상부와 머리를 들어올리면서 스완 동작을 취한다.

날숨 : 팔꿈치를 구부리고 바닥으로 상체를 내린다.

허벅지 안쪽을 조이면서 다리를 위로 들어올린다.

들숨 : 돌아간다.

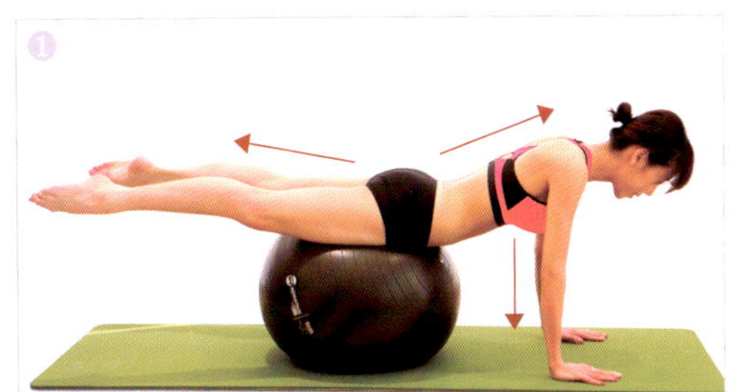

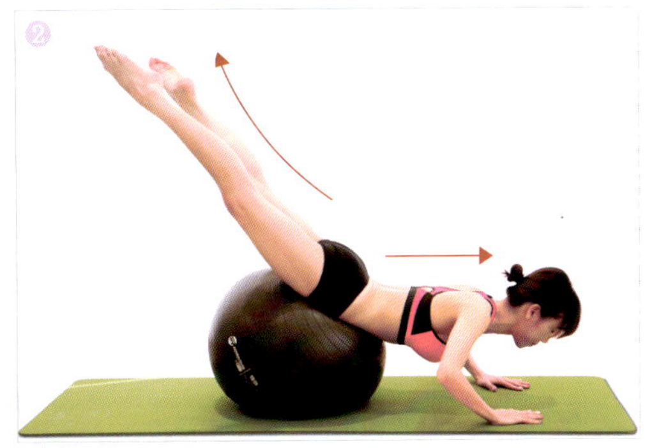

▶ **지도방법**

- 허리에 부담이 가지 않도록 엉덩이를 조이고 복부에 힘을 준다.
- 복부가 떨어지지 않도록 한다.
- 머리는 척추와 한 라인이 되게 한다.

▶ **이미지**

- 배꼽을 등쪽으로 붙인다고 생각한다.
- 백조가 우아하게 물을 마신다고 생각한다.

▶ **목적**

- 팔, 등, 골반, 목, 코어 강화
- 균형과 조절 지도

▶ **주의사항**

- 요통이 있는 사람은 피한다.
- 손목 부상이 있는 사람은 피한다.

07 그래스호퍼(Grasshopper)

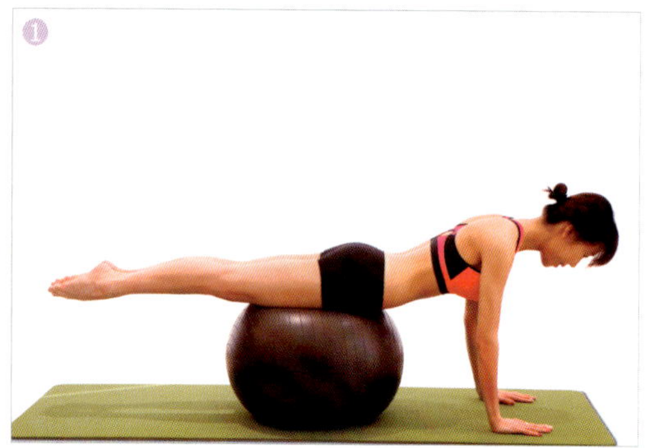

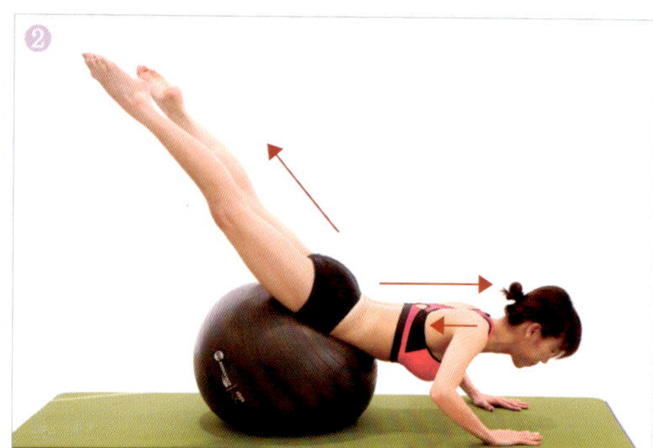

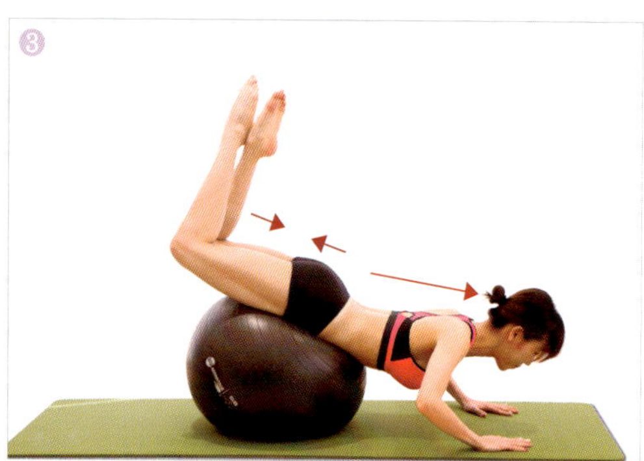

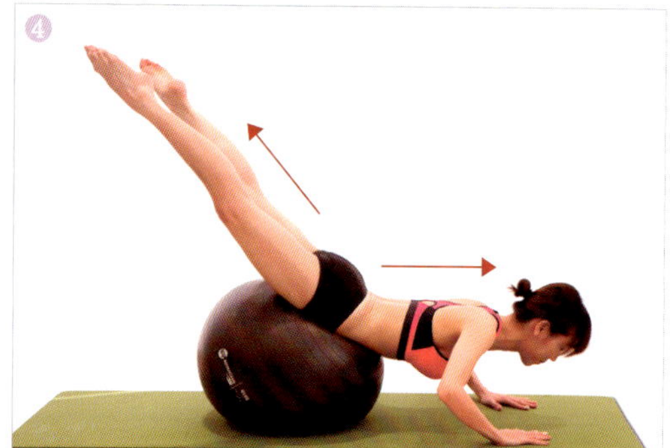

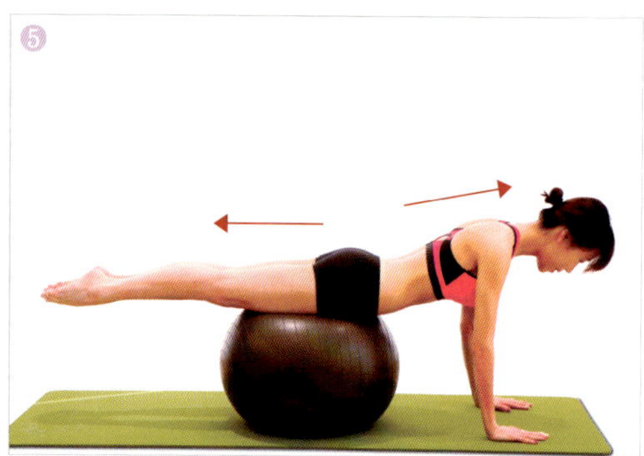

▶ **중급 / 횟수** 4회

▶ **준비자세**

- 플랭크 자세를 취한다.
- 다리는 턴 아웃한다.

▶ **동작순서**

들숨 : 팔꿈치를 굽히면서 상체를 바닥으로 내린다.

날숨 : 무릎을 굽히고 발목을 교차시켜 다이아몬드 모양을 만들고 발목을 빠르게 8번 교차한다.

들숨 : 다리를 편다.

날숨 : 돌아간다.

▶ **지도방법**

- 허리에 부담이 가지 않도록 엉덩이를 조이고 복부에 힘을 준다.
- 복부가 떨어지지 않도록 한다.
- 머리는 척추와 한 라인이 되게 만든다.

▶ **이미지**

- 배꼽을 등쪽으로 붙인다고 생각한다.
- 메뚜기가 먹이를 먹는 모습을 상상한다.

▶ **목적**

- 팔, 등, 골반, 목, 코어 강화
- 균형과 조절 지도

▶ **주의사항**

- 요통이 있는 사람은 피한다.
- 손목 부상이 있는 사람은 피한다.

08 컨트롤 백(Control Back)

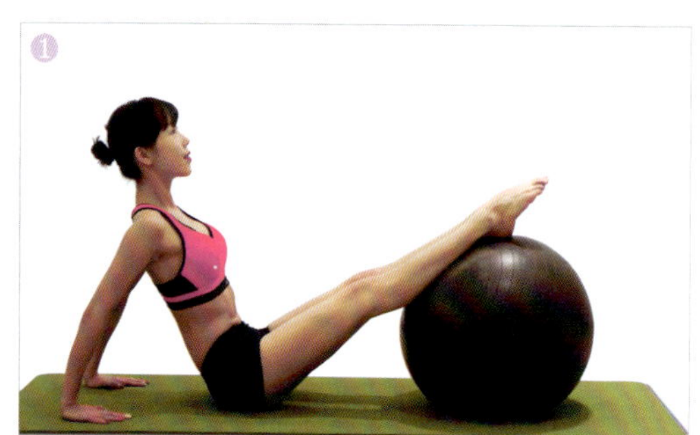

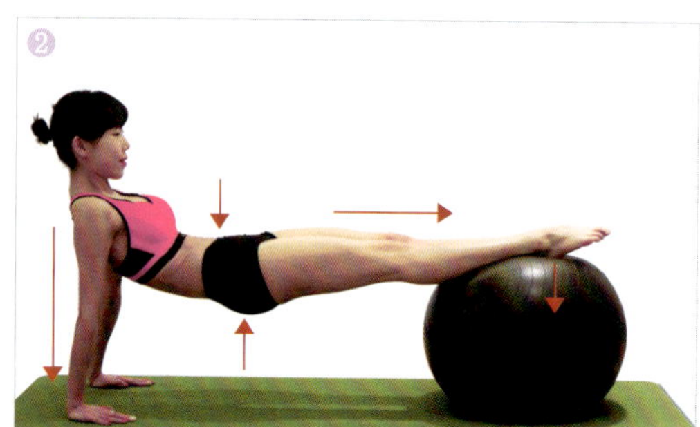

▶ **고급/횟수** 4회

▶ **준비자세**

- 손은 상체 뒤로 짚고 손가락은 앞을 향하도록 만든다.
- 볼은 종아리 아래에 둔다.

▶ **동작순서**

들숨:팔과 다리를 누르면서 몸이 바닥과 평행이 되도록 엉덩이를 들어올린다.

날숨:볼을 몸쪽으로 당겨 몸을 반으로 접으면서 복부를 당긴다.

들숨:몸을 바닥과 평행을 만들고 엉덩이를 최대한 들어올린다.

▶ **지도방법** 복부에 계속 힘을 주면서 엉덩이가 떨어지지 않도록 한다.

▶ **이미지** 내 몸이 접이의자라고 상상한다.

▶ **목적**

- 팔, 다리, 등, 골반, 복부 강화
- 균형과 조절 지도

▶ **주의사항** 손목 부상이 있는 사람은 피한다.

09 싱글 컨트롤 백(Single Control Back)

▶ **초고급 / 횟수** 4회

▶ **준비자세** 체어 자세에서 시작한다.

▶ **동작순서**

들숨:무릎을 위로 구부리고 다리를 천장 방향으로 뻗는다.

날숨:위쪽 다리를 가능하면 높게 유지하면서 등을 뾰족하게 말아올린다.

들숨:몸을 바닥과 평행을 만들고 엉덩이를 최대한 들어올린 상태에서 다리를 다시 높게 뻗는다.

반대쪽 다리도 한다.

▶ **지도방법** 복부에 계속 힘을 주면서 엉덩이가 떨어지지 않도록 주의한다.

▶ **이미지** 내 몸이 접이의자라고 상상한다.

▶ **목적**

• 팔, 다리, 등, 골반, 복부 강화
• 균형과 조절 지도

▶ **주의사항** 손목 부상이 있는 사람은 피한다.

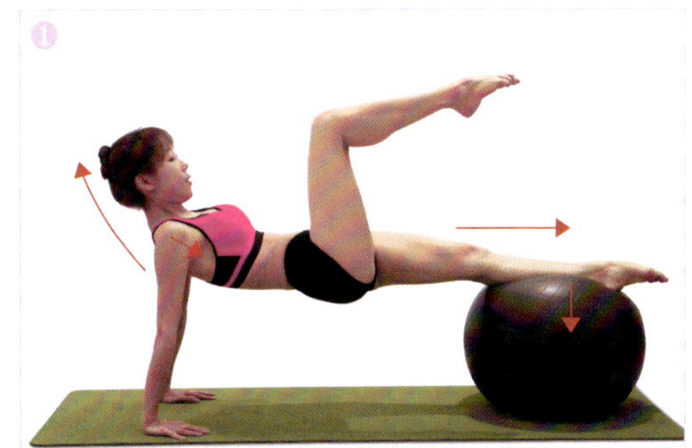

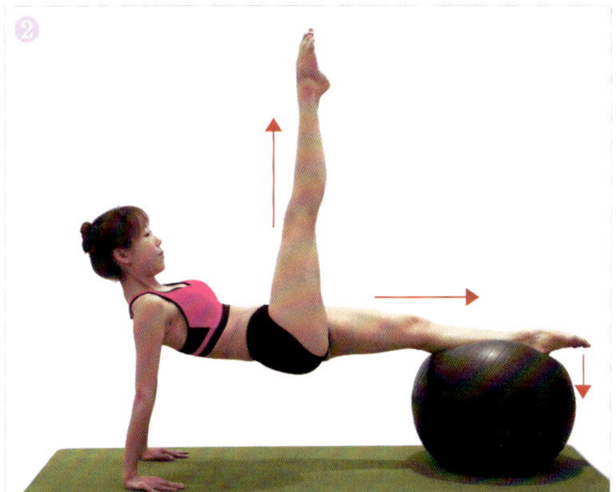

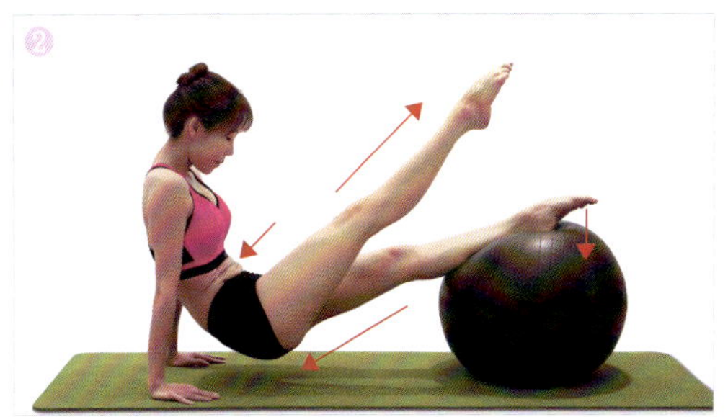

10 사이드 킥(Side Kicks)

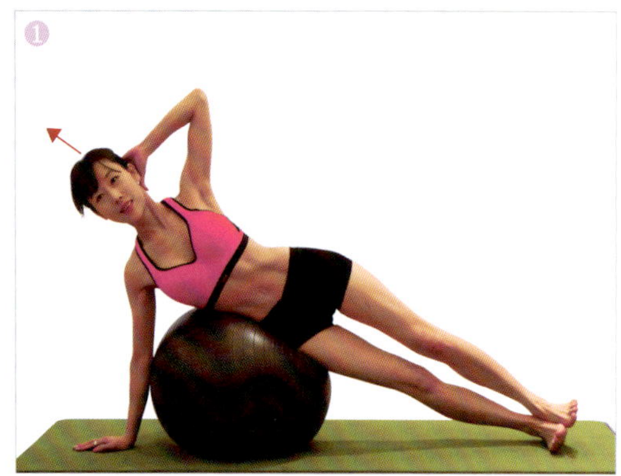

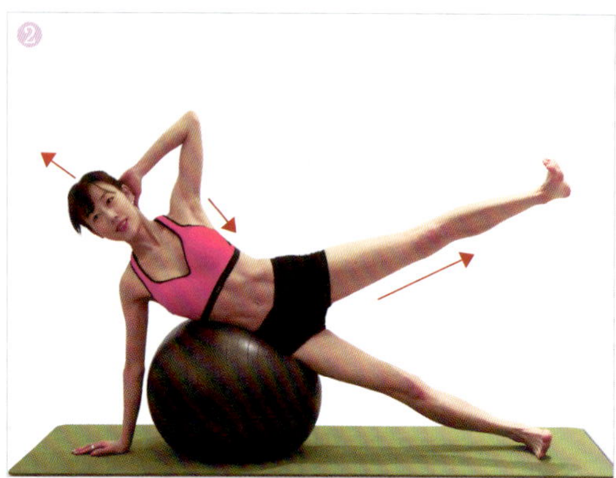

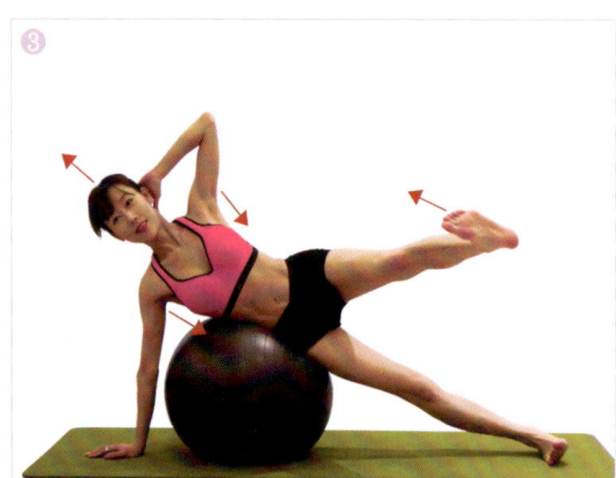

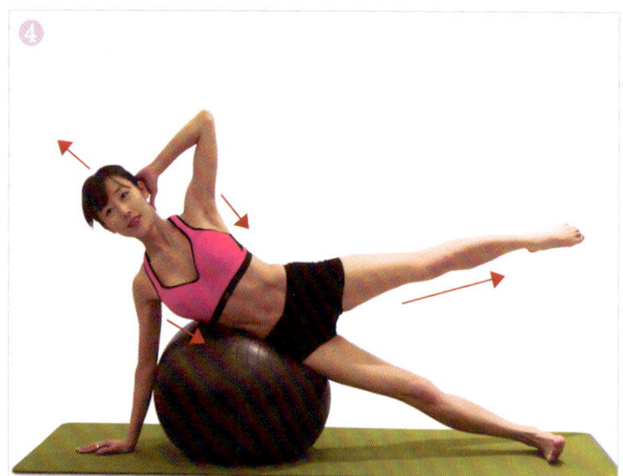

▶ **고급 / 횟수** 10회

▶ **준비자세**

- 옆으로 누운 상태에서 한쪽 엉덩이를 볼 위에 대고 같은 쪽 팔다리를 바닥에 대서 안정성을 유지한다.
- 몸통과 팔다리로 스타 모양을 만든다. 위에 있는 다리를 들어올린다.

▶ **동작순서**

들숨·발을 그대로 앞으로 찬다.

동작의 끝에서 볼에 두 번 자극을 준다.

날숨·발끝을 길게 뻗어주면서 뒤로 찬다.

▶ **지도방법**

- 몸의 균형을 유지하며 발을 차도록 한다.
- 등이 아치 모양이 되지 않게 뒤로 너무 멀리 차지 않는다.

▶ **이미지** 몸이 창틀에 끼인 것처럼 몸통은 움직이지 않고 다리만 움직인다.

▶ **목적**

- 골반과 복부 강화
- 균형과 조절 지도
- 측면 강화

▶ **주의사항** 손목 부상이 있는 사람은 피한다.

11 론 드 잠(Rends De Jambe)

▶ **초고급 / 횟수** 3회

▶ **준비자세**

- 사이드 킥 자세에서 시작한다.
- 위에 있는 팔은 자유롭게 뻗는다.

▶ **동작순서**

들숨 : 엄지발가락으로 원을 최대한 크게 그리며 발을 위로 뻗는다.

날숨 : 중심을 잃지 않고 다리를 최대한 뒤로 뻗는다. 손을 앞으로 뻗으며 균형을 유지한다.

▶ **지도방법**

- 몸을 안정적으로 유지한다.
- 등이 아치 모양이 되지 않게 너무 뒤로 차지 않는다.

▶ **이미지** 발레리나처럼 우아하게 팔다리를 움직인다.

▶ **목적**

- 골반과 복부 강화
- 균형과 조절 지도
- 측면 강화
- 사이드 균형유지

▶ **주의사항** 손목 부상이 있는 사람은 피한다.

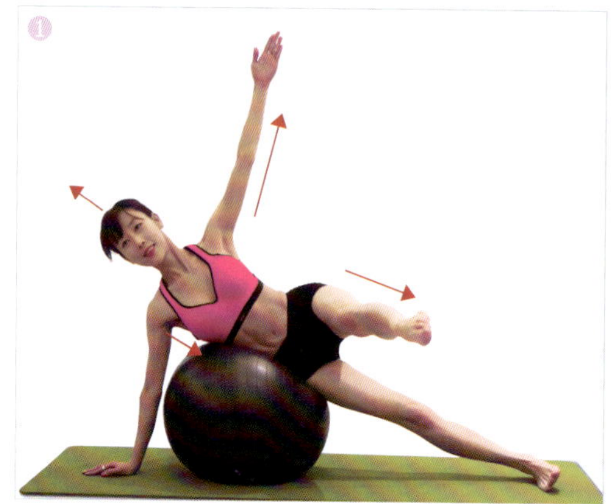

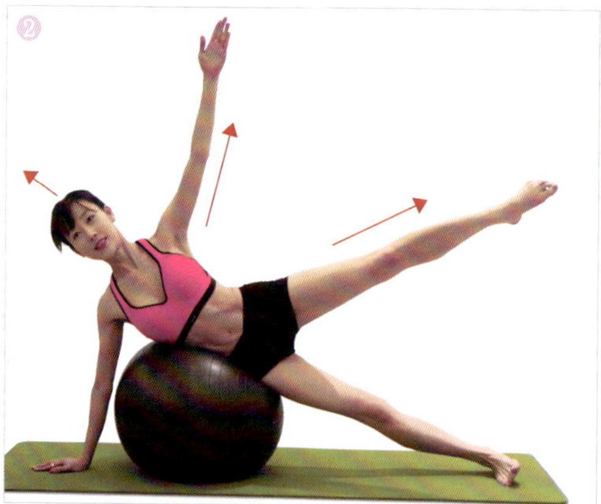

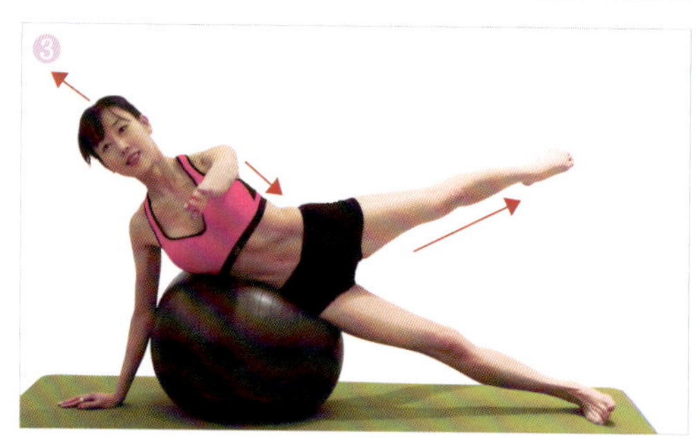

12 스위밍 레그(Swimming Leg)

▶ **초급 / 횟수** 16회

▶ **준비자세**
- 플랭크 자세를 취한다.
- 다리는 엉덩이 너비로 벌리고 턴 아웃한다.

▶ **동작순서** 호흡을 지속하면서 다리를 교차한다.

▶ **지도방법**
- 허리에 부담이 가지 않도록 엉덩이를 조이고 복부에 힘을 준다.
- 복부가 떨어지지 않도록 한다.
- 머리는 척추와 한 라인이 되게 만든다.

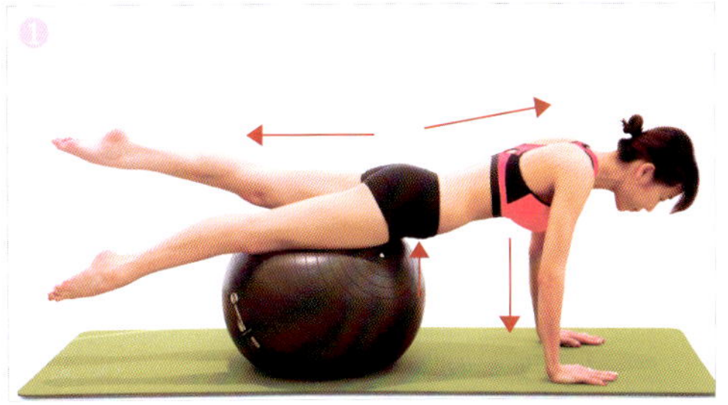

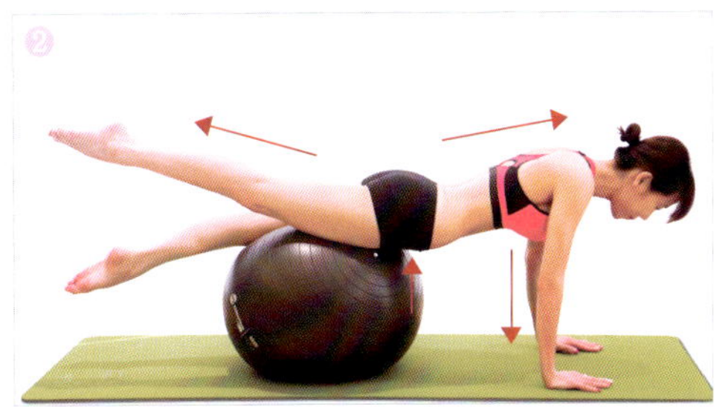

▶ **이미지**
- 배꼽을 등쪽으로 붙인다고 생각한다.
- 물속에서 다리로만 수영한다고 생각한다.

▶ **목적**
- 골반, 허벅지 강화
- 균형과 조절 지도
- 리듬 개선

▶ **주의사항**
- 요통이 있는 사람은 피한다.
- 손목 부상이 있는 사람은 피한다.
- 다리를 움직일 때 볼이 좌우로 굴러가지 않도록 주의한다.

13 찰리 채플린(Charlie Chaplin)

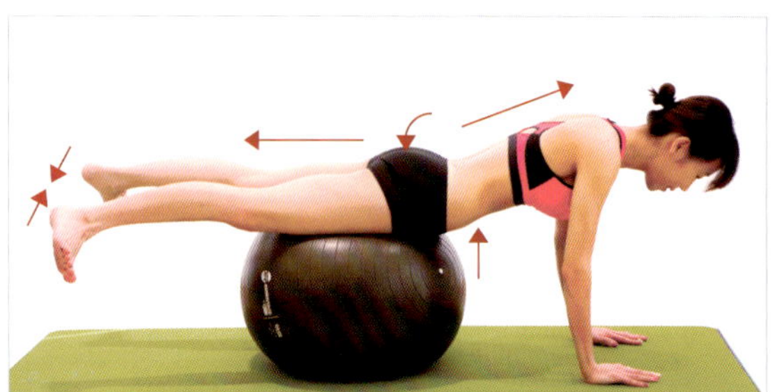

▶ **중급 / 횟수** 24회

▶ **준비자세**

- 플랭크 자세를 취한다.
- 다리는 턴 아웃하고 발목은 플렉스한다.

▶ **동작순서** 호흡을 계속하면서 뒤꿈치로 8회 박수친다. 발을 펴서도 8회 한다.

▶ **지도방법**

- 허리에 부담이 가지 않도록 엉덩이를 조이고 복부에 힘을 준다.
- 복부가 떨어지지 않도록 한다.
- 머리는 척추와 한 라인이 되게 한다.

▶ **이미지**

- 배꼽을 등쪽으로 붙인다고 생각한다.
- 찰리 채플린처럼 걷는다고 생각한다.

▶ **목적**

- 골반, 허벅지 강화
- 균형과 조절 지도
- 리듬 개선

▶ **주의사항**

- 요통이 있는 사람은 피한다.
- 손목 부상이 있는 사람은 피한다.
- 발꿈치를 부딪칠 때 볼이 움직이지 않도록 주의한다.

14 힐 스퀴즈(Heel Squeezes)

▶ **중급 / 횟수** 20회

▶ **준비자세**

- 플랭크 자세를 취한다.
- 다리는 넓게 벌려 무릎과 발목을 굽힌다.
- 발꿈치는 서로 붙인다.

▶ **동작순서** 호흡을 계속하면서 날숨에 복부에 힘을 주면서 뒤꿈치를 위로 들어올린다.

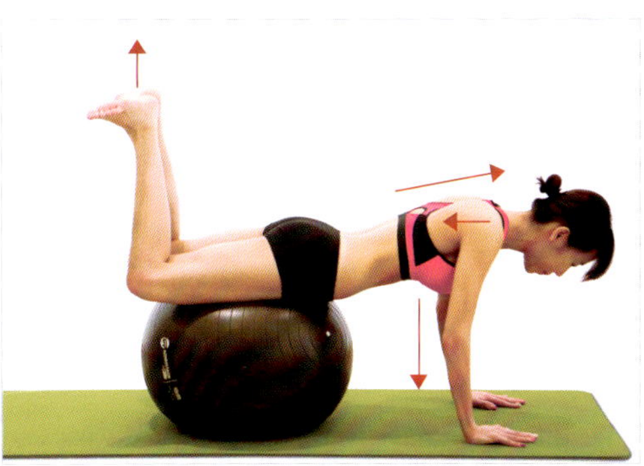

▶ **지도방법**

- 허리에 부담이 가지 않도록 엉덩이를 조이고 복부에 힘을 준다.
- 복부가 떨어지지 않도록 주의한다.
- 머리는 척추와 한 라인이 되게 주의한다.

▶ **이미지**

- 배꼽을 등쪽으로 붙인다고 생각한다.
- 뒤꿈치를 위로 누른다고 생각하며 조여준다.

▶ **목적**

- 골반, 허벅지 강화
- 균형과 조절 지도

▶ **주의사항**

- 요통이 있는 사람은 피한다.
- 손목 부상이 있는 사람은 피한다.

15 시져(Scissors)

▶ **중급/ 횟수** 20회

▶ **준비자세**

- 플랭크 자세를 취한다.
- 다리는 턴 아웃하고 발목은 펴서 포인트한다.

▶ **동작순서** 호흡을 지속하면서 다리를 위아래로 교차한다.

▶ **지도방법**

- 허리에 부담이 가지 않도록 엉덩이를 조이고 복부에 힘을 준다.
- 복부가 떨어지지 않도록 주의한다.
- 머리는 척추와 한 라인이 되게 만든다.

▶ **이미지**

- 배꼽을 등쪽으로 붙인다고 생각한다.
- 내 몸이 가위라고 생각한다.

▶ **목적**

- 골반, 허벅지 강화
- 균형과 조절 지도
- 리듬 개선

▶ **주의사항**

- 요통이 있는 사람은 피한다.
- 손목 부상이 있는 사람은 피한다.
- 다리를 움직일 때 볼이 움직이지 않게 주의한다.

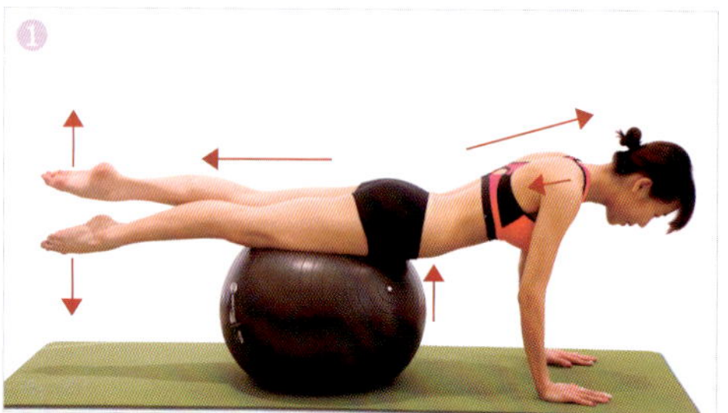

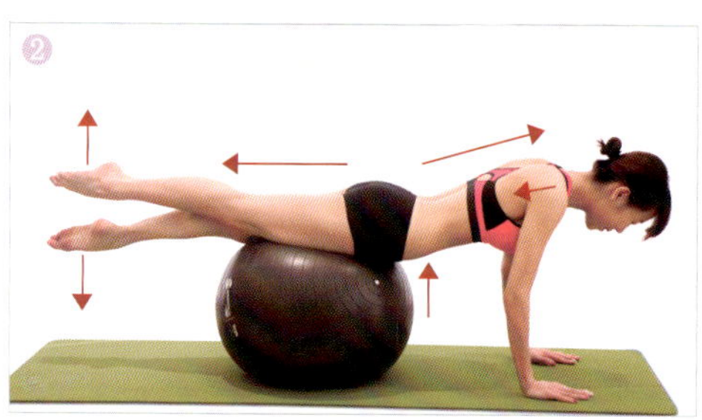

16 플라잉 스완(Flying Swan)

▶ **고급 / 횟수** 4회

▶ **준비자세** 볼 위에 힘을 빼고 편안하게 엎드린다.

▶ **동작순서**

들숨 : 준비한다.

날숨 : 숨을 조절하면서 한 번에 팔다리를 위로 뻗어 가슴을 편다. 상체와 머리를 공에서 떨어지도록 한다.

들숨 : 돌아온다.

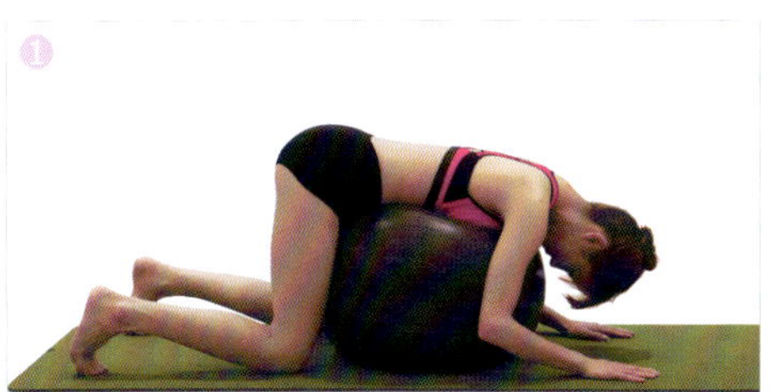

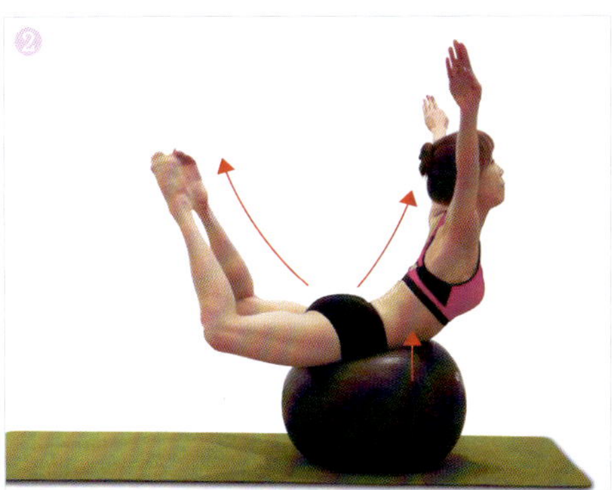

▶ **지도방법**

- 허리에 부담이 가지 않도록 엉덩이를 조이고 복부에 힘을 준다.
- 복부가 떨어지지 않도록 한다.

▶ **이미지**

- 배꼽을 등쪽으로 붙인다고 생각한다.
- 백조가 물 위로 날개를 펴고 날아오른다고 상상한다.

▶ **목적**

- 골반, 허벅지 강화
- 균형과 조절 지도

▶ **주의사항**

- 요통이 있는 사람은 피한다.
- 손목 부상이 있는 사람은 피한다.

17 월 스완(Wall Swan)

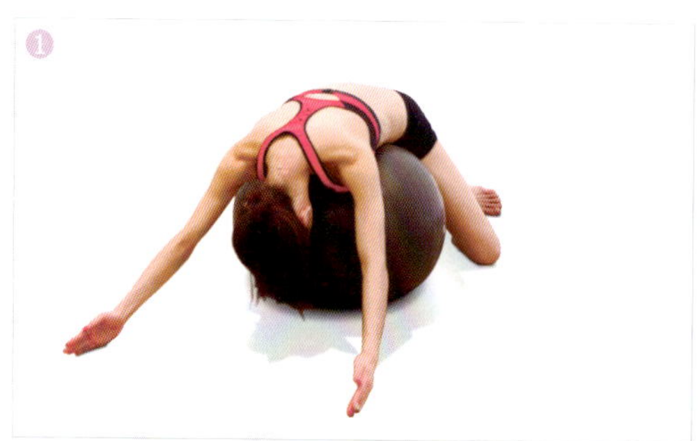

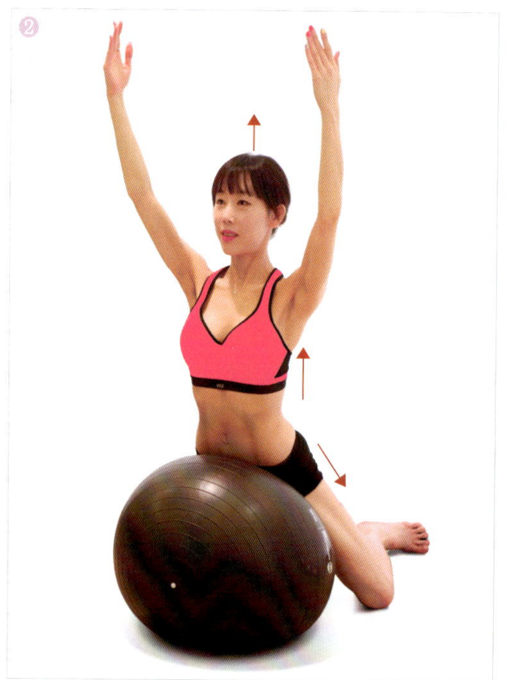

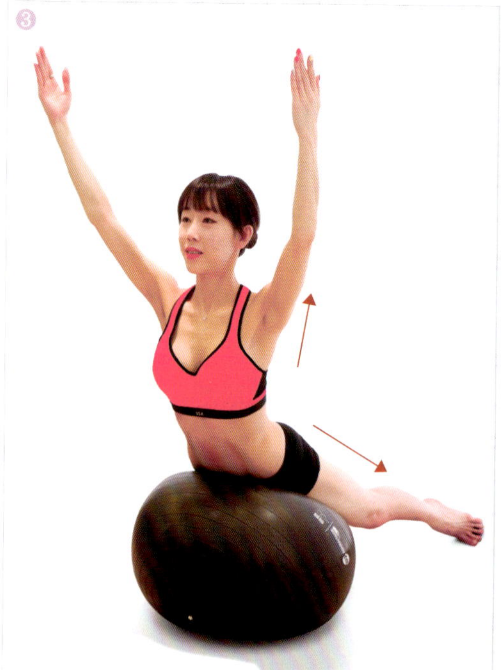

▶ 중급 / 횟수 4회

▶ 준비자세

- 볼을 벽에 가깝게 둔다.
- 볼 위에 엎드려 허벅지와 복부를 볼에 붙인 다음, 얼굴을 벽과 반대 방향으로 한다.
- 발은 V자로 만들고 발 뒤꿈치는 붙인다.
- 발로 벽을 강하게 밀어낸다.

▶ 동작순서

들숨: 허벅지로 볼을 누른다.

복부에 힘을 주며 볼에서 올라와 하이 스완 자세를 취한다.

팔은 귀 옆에 대고 위로 올린다.

날숨: 팔을 넓게 편다.

들숨: 팔을 귀 옆으로 붙여 척추를 위로 들어올린다.

날숨: 다시 상체를 내리고 팔은 계속 귀 옆에 붙인 상태를 유지한다.

▶ 지도방법

- 코어에 집중하며 동작을 한다.
- 복부에 계속 힘을 주며 엉덩이를 조인다

▶ 이미지 하늘을 나는 백조라고 생각한다.

▶ 목적

- 햄스트링, 골반, 등 근육 강화
- 흉근, 복부 스트레칭

▶ 주의사항

- 허리를 아치 모양으로 구부리지 않는다.
- 요통이 있는 사람은 피한다.

4. 스탠딩 시리즈

01 평행 스쿼트(Parallel Squat)

①

②

③

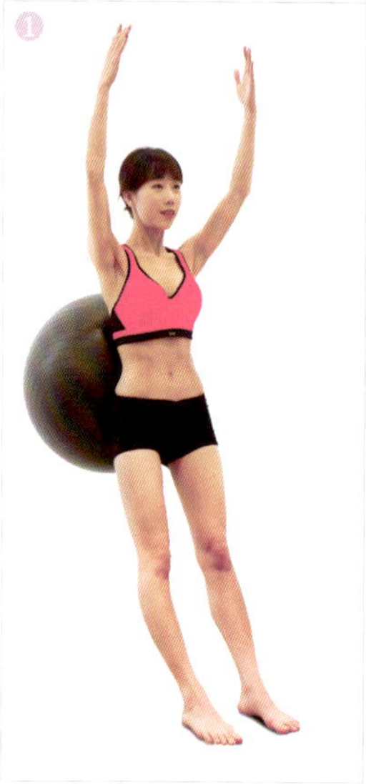

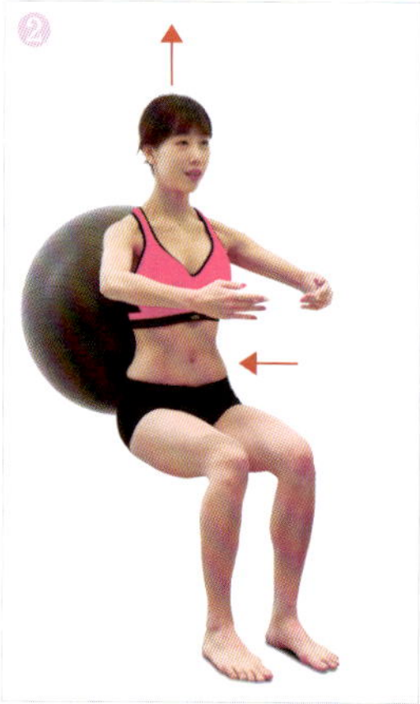

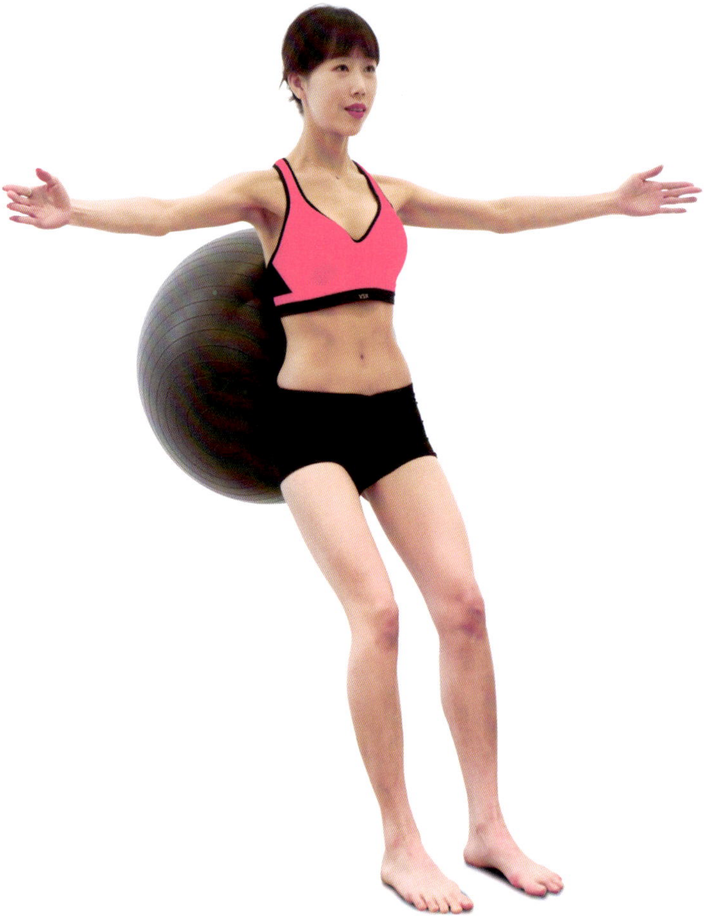

▶ 중급 / 횟수 3회

▶ 준비자세

- 볼을 벽과 허리 사이에 고정하고 바로 선다.
- 무릎, 발, 엉덩이가 일직선을 이루어야 하고 다리가 45도가 되도록 발의 위치를 앞으로 옮긴다.

▶ 동작순서

들숨:팔을 귀 옆으로 들어올린다.

날숨:팔로 원을 그리면서 양옆으로 넓게 편다.

무릎을 90도 넘지 않는 범위 안에서 최대한 굽히고 팔을 앞으로 한다.

꼬리뼈를 볼쪽으로 밀면서 척추의 중립을 유지하고 발 뒤꿈치를 눌러서 다리 뒤를 가동시킨다.

3회 정도 심호흡하면서 자세를 유지한다.

▶ 지도방법

- 코어에 집중하며 동작을 한다.
- 복부에 계속 힘을 주며 엉덩이를 조인다.

▶ 이미지 자신의 몸 앞에도 볼 하나가 더 있다고 생각하고 볼을 크게 안는 동작을 취한다.

▶ 목적

- 다리와 골반 강화
- 무릎 정렬

▶ 주의사항

- 무릎을 지나치게 굽히지 않는다.
- 무릎이 불편하면 약간 일어서서 하도록 한다.

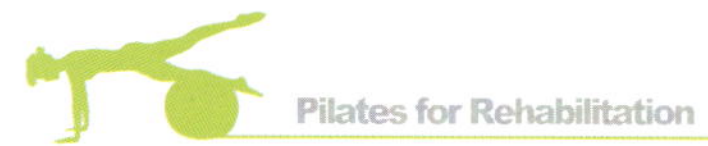

5. 신체부위별 이완 시리즈

01 라이백 스트레칭(Lie Back Stretching)

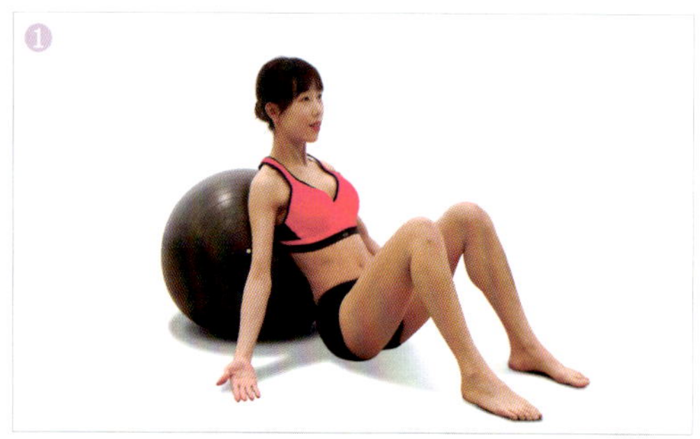

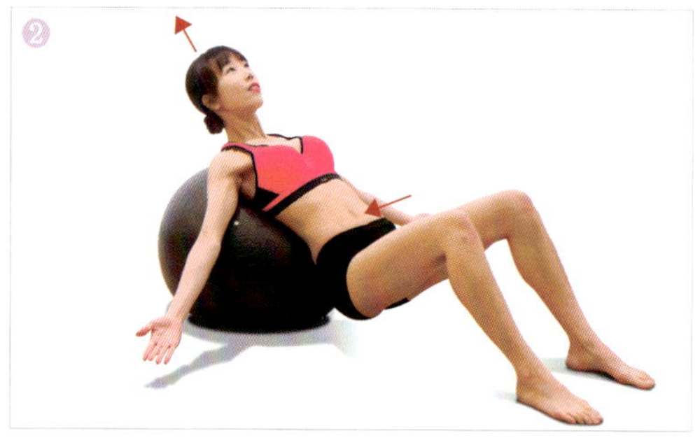

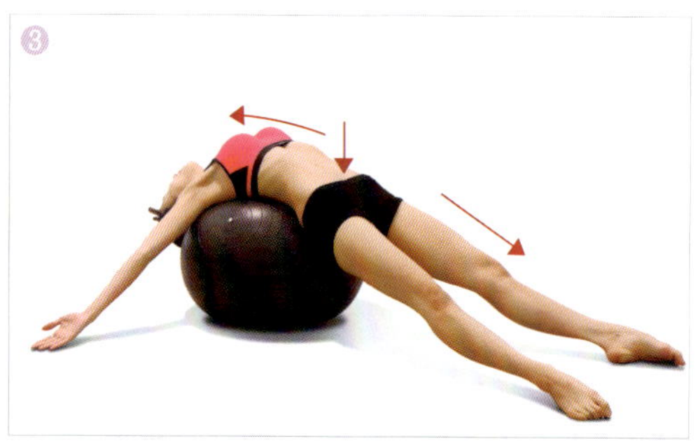

▶ **중급 / 횟수** 4회

▶ **준비자세**

- 체어 자세에서 몸을 내려 공에 기댄 후 다리를 벌려 턴 아웃한다.
- 쪼그린 자세를 취한다.

▶ **동작순서** 등을 볼 위에 완전히 기댄 다음 팔과 다리를 뻗는다.

▶ **지도방법** 발이 바닥에서 떨어지지 않게 한다.

▶ **이미지** 몸이 완전히 바다에 떠 있다고 생각한다.

▶ **목적**

- 복부와 흉근 스트레칭
- 어깨 이완
- 등 이완

▶ **주의사항**

- 현기증이 생길 수 있으므로 머리를 뒤로 젖힌 상태를 너무 오래 지속하지 않는다.
- 목에 무리를 줄 수 있으므로 스트레칭 자세에서 머리를 들어올리지 않는다.

에필로그

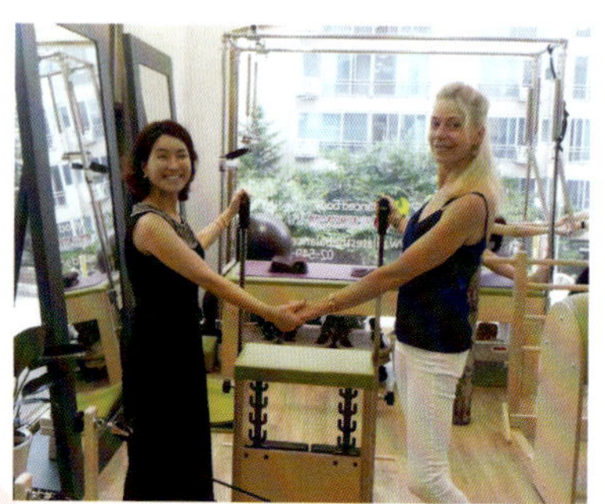

▶ 엘리자베스 라크햄과 함께

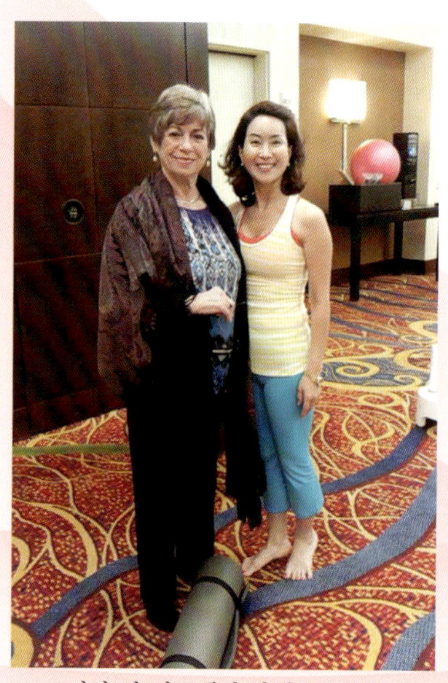

▶ 로리타 산 미구엘과 함께

나는 2004년도에 로마나와 케시 그랜트의 수제자인 엘리 허먼에게서 필라테스를 사사한 후 엘리 허먼 한국 대표로서 필라테스 교육을 보급하는 지도 벌써 십 년이 다 되어간다.

지난 2007년 홍콩과 미국을 오가면서, 미국 밸런스드 바디 교육을 이수하였고, 2010년부터는 한국대표로서 필라테스의 대중화를 위해 전면에 나섰던 것이 어제 일만 같다. 필라테스 대중화를 위해 앞만 보고 살아온 내가 이제 전환점에 선 것을 느끼게 되는 것은 대학에서 후학을 양성하는 새로운 길에 진입했기 때문이다.

영국 유학 도중에 운명처럼 만난 필라테스는 이제 내 삶의 일부가 되었다. 그런 만큼, 이제 필라테스 없는 인생이란 상상조차 할 수가 없다. 필라테스 창시자 '조셉 필라테스'가 세상을 변화시키고 싶어 했던 것처럼, 나 또한 필라테스를 통하여 모든 사람들의 건강과 재활을 위해 도전하고 변화를 추구해 왔다.

나는 바른 자세 전문가로서 고통받는 이들의 재활과 신체의 개선을 이루고 후학을 양성하는 것이 내 사명이자 교육자로서의 의무라고 생각한다. 사랑하는 제자들에

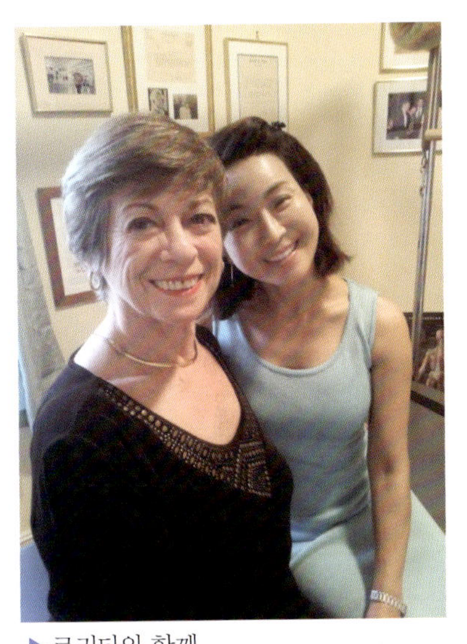

게 필라테스의 진수를 익히고 이를 대
중화할 중대한 과제를 함께 나눌 수
있다는 즐거움이 이 책을 준비하는 과
정 내내 가졌던 기쁨이었다.

부디 이 책이 많은 사람들이 자신의
약한 신체, 통증이 있는 부위를 개선
하는 지침서가 되기를 간절히 바랄 뿐
이다. 또한 필라테스가 모든 이들에게
탁월한 재활, 개선효과를 얻을 수 있
는 운동이라는 사실을 직접 몸으로 느
끼게 되기를 바랄 뿐이다.

참고문헌

저서

노수연 외 역(공역), 『엘리 허먼의 도구를 이용한 필라테스』, 대한미디어, 2006.

노수연 외, 『임산부를 위한 30분 필라테스』, 대한미디어, 2006.

노수연, 『노인 건강을 위한 필라테스』, 북젠, 2007.

노수연 외 역(공역), 『엘리 허먼의 필라테스 매트운동』, 대한미디어, 2008.

노수연 역, 『모닝 필라테스』, 북젠, 2008.

노수연, 『노인 재활치료를 위한 필라테스』, 북젠, 2011.

노수연, 『뇌 건강을 위한 필라테스』, 정행사, 2014.

최경인 역, 『포인트 필라테스』, 삼호미디어, 2005.

전홍조 역, 『골격교정 운동 15분 필라테스』, 한언, 2007.

이지혜 외 역, 『Pilates Anatomy』, 푸른솔, 2012.

Alycea Ungaro, *The Pilates promise*, DK, 2004.

Cathleen Murakami, *Morning Pilates Workouts*, Human Kinetics, 2007.

Deborah Lessen, *The PMA Pilates Certification Study Guide*, Pilates Method Alliance, Inc., 2005.

Ellie Herman, *Pilates for Dummies*, Wiley Publishing, Inc., 2002.

Joseph. H. Pilates, *Return to Life Through Contrology*, Pilates Method Alliance, Inc., 1945.

Karena Thek Lineback, *Scolio Pilates*, Hauge Printing, 2011.

Lynne Robinson et al., *The official Body Control Pilates Manual*, Macmillan, 2000.

Maureen Flett, *Swiss Ball, for strength, tone and posture*, Chrysalis Books Group Plc, 2003.

Rael Isacowitz, *Pilates*, Human Kinetics, 2006.

Sandie Keane, *Pilates for Core Strength*, Greenwich Editions, 2005.

논문

노수연, 「An 8-week Aquatic Exercise Program is Effective at Improving Gait Stability of the Elderly」, S.C.I.E., 2013.

노수연, 「The relationship between pelvic tilt angle and disability associated with low back pain」, S.C.I., 2013.

노수연 외, 「운동재활프로그램 참여가 흡연량 및 심리변화에 미치는 영향」, 가천대 운동재활융합연구소, 2014.

노수연 외, 「스마트앱활용이 운동참여지속행동과 운동효과, 운동태도, 자기효능감, 운동통제능력 및 운동행동변화과정에 미치는 영향」, 가천대 운동재활융합연구소, 2014.

노수연, 「필라테스 지도자의 매력성이 참가자의 운동열정 및 운동지속수행에 미치는 영향」, 한국체육과학회, 2015.

노수연, 「필라테스 참가자들의 객체화된 신체의식과 자기통제 및 완벽주의 태도의 관계」, 한국스포츠학회, 2015.

Ana Cruz-Ferreira, MA, Jorge Fernandes, PhD, Luis Laranjo, MSc, Lisa M. Bernardo, PhD, Ant?nio Silva, PhD. "A Systematic Review of the Effects of Pilates Method of Exercise in Healthy People"., American Congress of Rehabilitation Medicine, 2011.

Gisela C. Miyamoto, Leonardo Oliveira Pena Costa, Thalissa Galvanin, Cristina Maria Nunes Cabral., "Efficacy of the Addition of Modified Pilates Exercises to a Minimal Intervention in Patients With Chronic Low Back Pain: A Randomized Controlled Trial"., Journal of American Physical Therapy Association, 2012.

Gonul Babayigit Irez, Recep Ali Ozdemir, Ruya Evin, Salih Gokhan Irez and Feza Korkusuz. "Integrating Pilates exercise into an exercise program for 65+ year-old women to reduce falls"., 10, 105-111., Journal of Sports Science and Medicine, 2011.

Jennifer Freeman1*, Esther Fox1, Margaret Gear2 and Alan Hough., "Pilates based core stability training in ambulant individuals with multiple sclerosis: protocol for a multi-centre randomised controlled trial." BMC Neurology, 2012.

Mahyar Mokhtaria, Maryam Nezakatalhossainib*, Fahimeh Esfarjani., "The effect of 12-week pilates exercises on depression and balance associated with falling in the elderly"., SciVerse Science Direct, 2012.

Marie-Louise Bird, BPhty, Keith D. Hill, PhD, James W. Fell, PhD. "A Randomized Controlled Study Investigating Static and Dynamic Balance in Older Adults After Training With Pilates"., Arch Phy Med Rehabilitation, Vol 93., 2012.

Pedro Jesús Ruiz-Montero, Alfonso Castillo-Rodriguez, Milena Mikalački, Čokorilo Nebojsa, Darinka Korovljev., "24-weeks Pilates-aerobic and educative training to improve body fat mass in elderly Serbian women"., Dove Press Journal, 2014.

Seon Hee Jang., "The Effects of Expertise on Neural Mechanisms in Perceiving Ballet Movement"., Yonsei University, 2009.

Sureeporn Phrompaet, MSc; Aatit Paungmali*, MPhty, PhD; Ubon Pirunsan, MPhty, PhD;Patraporn Sitilertpisan, MSc, PhD. "Effects of Pilates Training on Lumbo-Pelvic Stability and Flexibility"., Asian Journal of Sports Medicine, 2010.

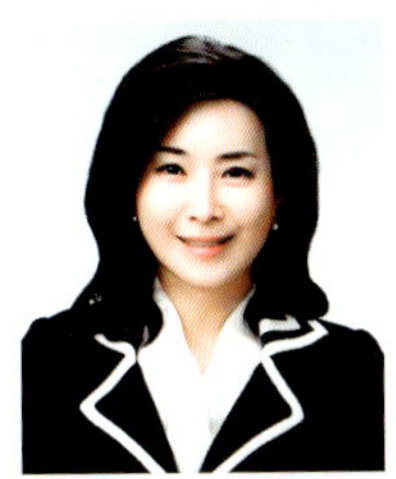

저 자 　노 수 연

가천대학교 운동재활복지학과 교수
국민생활체육회 이사
대한밸런스의학회 학술이사
(사)대한필라테스연맹 회장

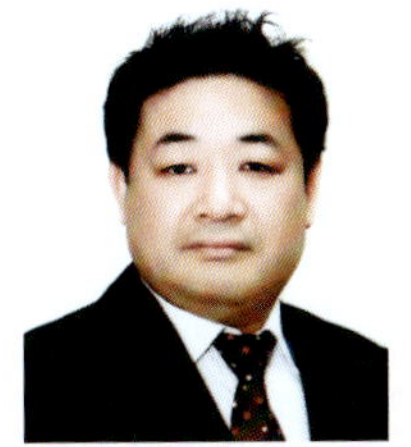

저 자 　육 조 영

한국체육대학교 생활체육대 학장
한국체육대학교 사회체육학부 교수
한국체육정책학회 이사
(사)대한필라테스연맹 자문위원

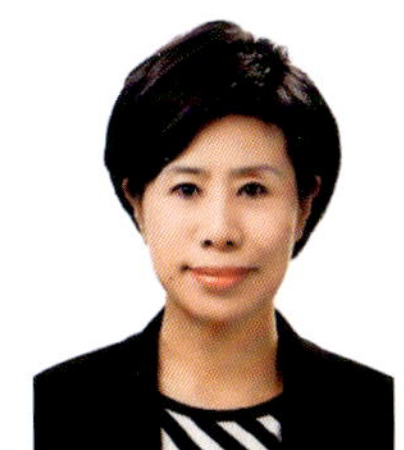

저 자 　이 양 출

가천대학교 체육학부 교수
가천대학교 평생교육원 교수
운동재활학회 부회장
(사)대한필라테스연맹 자문위원

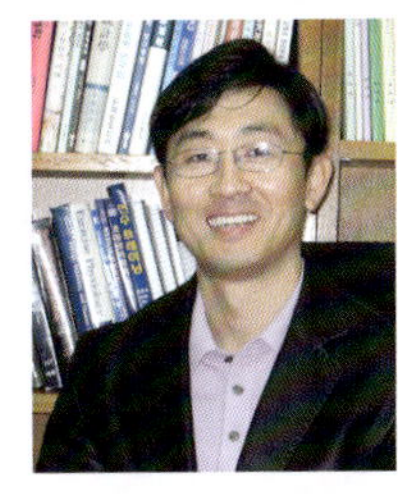

저 자 　홍 준 희

국민대학교 체육대학장
국민대학교 대학원 스포츠심리학, 골프지도학 책임교수
『골프, 멘탈이 반이다』(저서)
(사)대한필라테스연맹 자문위원